GESUNDHEIT

Thüringen Jahrbuch 2020

Methodische Angaben

Für das vorliegende Jahrbuch wurden 1001 Thüringer ab 18 Jahren befragt. Die repräsentative Befragung fand vom 15. bis 23. Juli 2020 statt. Befragt wurde online. Die Qualität der Online-Umfragen von INSA wird neben den üblichen eingehaltenen Qualitätskriterien und der repräsentativen Quotierung der Befragten durch permanente Telefonumfragen (INSA-Perpetua Demoscopia) gewährleistet. Damit wird sichergestellt, dass die relevanten soziodemografischen Variablen für die Repräsentativität ausgewählt werden. Zusätzlich bot sich für den Erhebungsgegenstand die Online-Methode an, da hier der Effekt von sozialer Erwünschtheit geringer ist als bei Telefonbefragungen.

Hinweise zu den Grafiken

Aufgrund der Verwendung von gerundeten Zahlenangaben kann die Summe der Prozentzahlen unter Umständen geringfügig von 100 Prozent abweichen.

Im Falle von Mehrfachantworten kann die Summe der Prozentzahlen erheblich von 100 Prozent abweichen.

Durch das Auf- und Abrunden von Prozentangaben kann es dazu kommen, dass die Prozentzahlen sich nicht auf 100 addieren und die Balken der Diagramme entsprechend nicht gleich lang sind.

GESUNDHEIT

Thüringen Jahrbuch 2020

So fühlen wir uns im Corona-Jahr

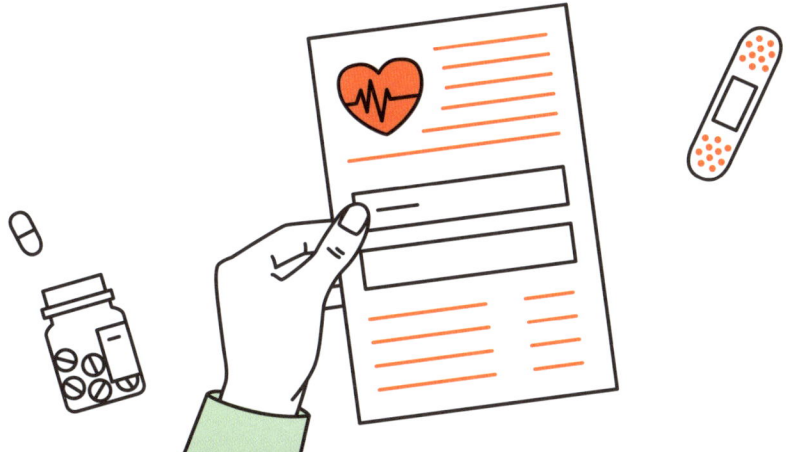

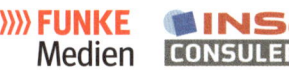

Thüringen

Liebe Leserinnen, liebe Leser,

Ergebnisse von Umfragen gehören zur Berichterstattung von Zeitungen wie Nachrichten, Reportagen, Kommentare oder Fotos. Sie fassen Meinungsbilder zusammen, geben Stimmungen und Gefühle in der Gesellschaft wieder oder informieren über Entwicklungstrends. Es ist also nicht ungewöhnlich, wenn die Zeitungen der Funke-Mediengruppe in Thüringen gemeinsam mit dem Erfurter Markt- und Sozialforschungsinstitut INSA-CONSULERE Menschen in Thüringen zu ihren Erfahrungen befragen.

Das Thema Gesundheit in diesem Jahrbuch ist dabei alles andere als Zufall. Zum einen wissen wir aus unseren täglichen Recherchen und Gesprächen, wie wichtig Ihnen dieser Bereich ist. Es geht dabei um Ihre Erwartungen an Krankenhäuser und Arztpraxen, um Ihre Erfahrungen, die Sie mit Ärzten oder Pflegepersonal in den verschiedenen Bereichen machen. Zum anderen

ist die Gesundheit sowohl wichtiger Teil der öffentlichen Daseinsvorsorge als auch ein Indiz für das Lebensgefühl in einer Region. Die gemessenen Zufriedenheitswerte sprechen dafür, wie gut unser Land Thüringen in dieser Hinsicht für Menschen bis ins hohe Alter aufgestellt ist. Das freut uns, weil uns dieses Land ebenso wichtig ist wie Ihnen. Und es ist auch das Ergebnis überwiegend kluger und zielgerichteter Entscheidungen und Investitionen in den 30 Jahren seit der deutschen Wiedervereinigung.

2020 wird als das Corona-Jahr in die Geschichte eingehen. Das Virus verändert uns und unsere Gesellschaft. Auch unser Verlags- und Redaktionshaus musste reagieren. Viele unserer Mitarbeiter haben die tägliche Arbeit vom Homeoffice aus gestemmt. Wenn Sie davon möglichst wenig bemerkt haben, freut uns das. Redakteure unserer Mediengruppe haben die Entwicklungen für

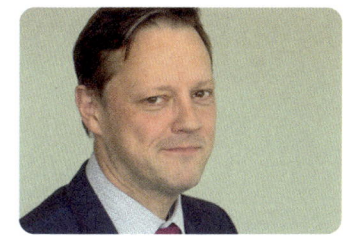

Sie aufmerksam verfolgt und begleitet. Sie haben während des Lockdowns viele „Helden des Alltags" porträtiert, die sich allen Gefahren zum Trotz für die Gesundheit anderer einsetzten. Sie haben gemeinsam mit Experten Ihre Fragen beantwortet und vom Ringen um das Leben jedes Einzelnen in Krankenhäusern und Arztpraxen berichtet. Unsere Verlags- und Anzeigenkollegen hielten den Kontakt zu Wirtschaft und Veranstaltungsbranche. Thüringen ist bisher vergleichsweise gut durch die Krise gekommen. Aus anderen Regionen schaut man mit Interesse auf unser Land. Die Antworten in diesem Jahrbuch bestätigen, dass sich der hohe und oft mit persönlichen Risiken verbundene Einsatz vieler gelohnt hat.

Ohne Statistik geht es in einem solchen Jahrbuch nicht. Die Meinungsforscher haben interessante Zahlen zusammengetragen. Sicher werden auch Sie

viele spannende Erkenntnisse und Fakten entdecken. Es ist kein Geheimnis, dass Umfragen auch schon mal auf die Erwartungen ihrer Auftraggeber zugeschnitten werden. Umso wichtiger ist uns die Versicherung, dass die Befragungen für dieses Jahrbuch absolut unabhängig und ohne Rücksicht auf die eine oder andere Seite durchgeführt wurden. In diesem Sinn wünsche ich Ihnen eine spannende und kurzweilige Lektüre.

Ihr

Michael Tallai
Geschäftsführer FUNKE Thüringen Verlag GmbH

Vorwort

Liebe Thüringerinnen, liebe Thüringer, vielleicht fühlen Sie sich manchmal, beim Blick in die Medien, von Zahlen überrollt. Ob Arbeitslosenzahlen, Börsenindizes, Besucherzahlen bei Demonstrationen oder auch jüngst die vielen Kennzahlen, die in der Corona-Pandemie eine Rolle spielen: Die öffentlichen Debatten sind wesentlich von ihnen geprägt. Ohne sie gelingt es nicht, große Gesellschaften mit mehr oder weniger komplexen Systemen irgendwie überschaubar zu machen. Neben der grundsätzlichen Schwierigkeit, überhaupt auf die richtigen Zahlen zu kommen, liegt das Problem auch in der korrekten Interpretation der Daten, die oft abhängig davon ist, sie in Relation zu etwas zu verstehen.

Statistik ist wichtig und gut. Vor allem die entsprechenden staatlichen Ämter sammeln eine Fülle an Daten und bereiten sie für die Öffentlichkeit auf. So wissen wir auch im wortwörtlich lebenswichtigen Bereich der Gesundheit, dem sich dieses Buch widmet, wie es beispielsweise um die Auslastung der Krankenhäuser steht, wie viele Ärzte wo und in welcher Funktion tätig sind, wie hoch oder niedrig das Ausmaß an Krankschreibungen in einem gegebenen Zeitraum ist und wie stark oder schwach die Umsätze der Apotheken gestiegen oder gesunken sind. Hier spiegelt sich gesellschaftliche Wirklichkeit.

Die Arbeit der Statistiker ist auch für uns Meinungsforscher wichtig. Doch ohne einen entscheidenden weiteren Aspekt der Wirklichkeit haben wir häufig nur die halbe Wahrheit: Neben den Zahlen gibt es auch die Meinungen, die Einstellungen, die Stimmungen und Gefühle der Menschen. Es ist unsere Aufgabe, diese zu ermitteln. Sicher, auch hier arbeiten wir mit Zahlen. Wir

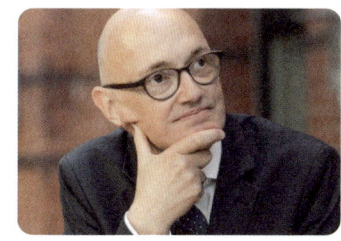

zählen, messen, quantifizieren. Aber dahinter stecken nicht die „harten", „kalten" Fakten der Statistik, sondern die subjektive Einstellung jedes Einzelnen als ein Puzzle des Ganzen. Das breite Befragen der Bevölkerung ist notwendig, damit wir nicht einer unüberprüften Form von gefühlter „Wahrheit", die sich in „Blasen" finden, aufsitzen, sondern tatsächlich erkennen, wie die Befragten „ticken". Manches, von dem man meint, es eh schon zu wissen, wird sich bestätigen, manches sich widerlegen.

Mit diesem Jahrbuch wollen wir die Statistik ergänzen und interpretierbarer machen. Unabhängig davon, was die Statistik sagt, kann die Stimmung unter den Leuten eine andere Botschaft senden. Dann tritt die reine Fokussierung auf Statistik zu kurz, dann ist es eine Angelegenheit der Öffentlichkeit, sowohl der poli-

tischen, der medialen wie auch der wissenschaftlichen, hier anzusetzen und der Sache auf den Grund zu gehen. Und, wenn nötig, Veränderungen anzustreben, zumindest aber anders zu erklären.

Wir hoffen, mit diesem Buch einen Beitrag zu diesen Debatten zu leisten. Und natürlich hoffen wir, dass wir Ihr Wissen erweitern können und Ihnen Freude beim Lesen und Durchstöbern bereiten.

Ihr

Hermann Binkert
Geschäftsführer der INSA-CONSULERE GmbH

Inhalt

Krankenhäuser in Thüringen – Erfolgsgeschichte und Herausforderung für die Zukunft

Krankenkasse und Versicherung

Coronavirus

Neustadt und das Rätsel der Antikörper

Gesundheitsgefühl und Gesundheitsverhalten

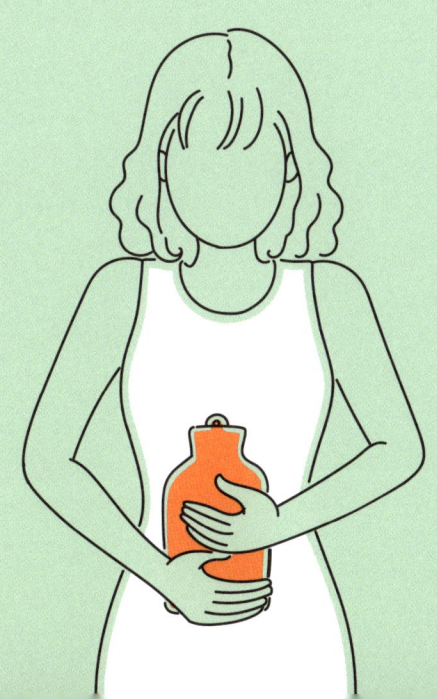

Wie schätzen Sie Ihren aktuellen Gesundheitszustand ganz allgemein ein?

Die erste Erkenntnis der Befragung ist eine positive: Die Thüringer beurteilen ihren allgemeinen Gesundheitszustand deutlich mehrheitlich gut. 70 Prozent der Befragten geben an, dass ihre Gesundheit sehr gut oder gut ist. Dabei entfällt ein deutlich größerer Anteil auf diejenigen, die ihn als eher gut beschreiben (58 %). Ein Viertel ist der Meinung, dass der Zustand ihrer Gesundheit eher schlecht ist, und lediglich zwei Prozent geben an, dass er sehr schlecht ist.[1] Männer beurteilen ihren Gesundheitszustand etwas häufiger gut als Frauen. Auch Menschen, die städtisch wohnen, beurteilen den Gesundheitszustand besser als diejenigen, die ländlich wohnen. Thüringer mit Migrationshintergrund fühlen sich gesünder als diejenigen ohne.

Offensichtlich sind auch zwei weitere Effekte: Je älter die Befragten sind, desto geringer ist die Einschätzung des eigenen Gesundheitszustands als gut, und desto höher die Einschätzung als schlecht. Während 92 Prozent der 18- bis 29-Jährigen ihren Zustand als gut einstufen, sinkt der Anteil kontinuierlich bis auf 59 Prozent bei den ältesten Befragten ab 60 Jahren. Somit gibt es also auch bei den ab 60-Jährigen eine Mehrheit, die sich gesundheitlich gut fühlt, wobei sich der Wert größtenteils aus denen zusammensetzt, die sich eher gut fühlen (56 %). Eher schlecht fühlen sich 37 Prozent der ältesten Befragten, und 35 Prozent der jüngsten Befragten fühlen sich sehr gut.

[1] Der Rest der insgesamt 100 Prozent an Antworten entfällt auf die Antwortoptionen „weiß nicht" und „keine Angabe". Auf diese Werte, die in nahezu jeder Frage als Antwortoption mitaufgeführt sind, wird in Folge nur dann eingegangen, wenn sie auffällig sind.

Der zweite Effekt ergibt sich durch das Einkommen. Mit steigendem Einkommen steigt das positive Gesundheitsgefühl. Personen mit weniger als 1000 Euro monatlichem Haushaltsnettoeinkommen empfinden ihren Gesundheitszustand häufiger als schlecht denn als gut (49 zu 45 %). Bei Befragten mit mehr als 1000 Euro ist dieses Verhältnis bereits wieder umgedreht, und jeweils eine Mehrheit beurteilt den eigenen allgemeinen Gesundheitszustand als gut.

Damit verbunden ist ein Unterschied nach sozioökonomischen Status. Diejenigen, die sich der Unterschicht zuordnen, geben zu 57 Prozent an, dass sie ihren Gesundheitszustand allgemein als schlecht bewerten. In der Mittelschicht sind es 22 und bei denen der Oberschicht lediglich 7 Prozent.

Befragte, die allein wohnen, beurteilen ihren allgemeinen Gesundheitszustand merklich schlechter als Befragte mit zwei oder mehr Personen im Haushalt. Tatsächlich steigt die Häufigkeit der positiven Einschätzung des Gesundheitszustands mit der Größe des Haushalts.

sehr gut
eher gut
eher schlecht
sehr schlecht
weiß nicht
keine Angabe

Wie schätzen Sie Ihren aktuellen Gesundheitszustand ganz allgemein ein?

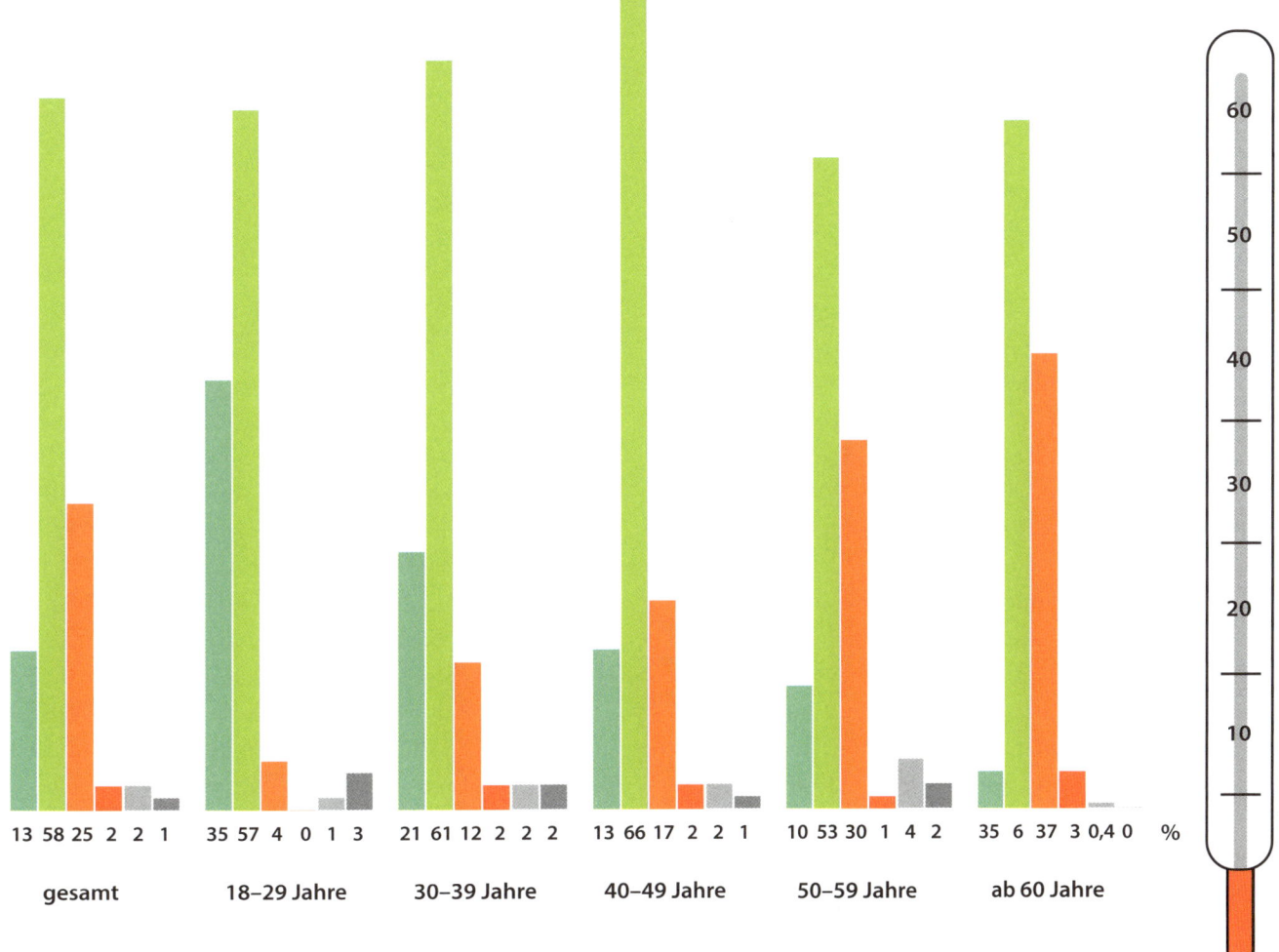

	gesamt	18–29 Jahre	30–39 Jahre	40–49 Jahre	50–59 Jahre	ab 60 Jahre
	13 58 25 2 2 1	35 57 4 0 1 3	21 61 12 2 2 2	13 66 17 2 2 1	10 53 30 1 4 2	35 6 37 3 0,4 0

%

Wie sehr fühlen Sie sich durch Ihren Gesundheitszustand im Alltag eingeschränkt?

Von den Thüringern, die ihren allgemeinen Gesundheitszustand als schlecht einschätzen, fühlt sich die klare Mehrheit von 83 Prozent im Alltag sehr oder eher durch diesen Gesundheitszustand eingeschränkt. 20 Prozent sind sehr eingeschränkt, 63 Prozent eher. 16 Prozent hingegen fühlen sich eher oder gar nicht durch ihre Gesundheit eingeschränkt.

Besonders springt ins Auge, dass Frauen mit einem allgemein schlechten Gesundheitszustand um 15 Prozentpunkte häufiger als Männer durch ihren Zustand eine Einschränkung in ihrem Alltag erleben. 26 Prozent der betroffenen Frauen fühlen sich sehr eingeschränkt, 64 Prozent eher. Bei den Männern sind es 13 Prozent, die sich im Alltag sehr eingeschränkt fühlen und 62 Prozent, die angeben, es sei eher eine Einschränkung. Eher nicht eingeschränkt fühlen sich 25 Prozent der Männer mit (eher) schlechtem Gesundheitszustand und 9 Prozent der Frauen.

Ähnliches gilt auch für Landbewohner: Im Vergleich zu den Städtern klagen sie etwas öfter über eine Einschränkung im Alltag durch ihren schlechten Gesundheitszustand. Außerdem zeigt sich auch hier ein Effekt nach Einkommen. Zwar ist der Verlauf nicht eindeutig, aber es zeigt sich die Tendenz, dass Befragte mit niedrigem Einkommen, deren Gesundheitszustand eher auf der schlechten Seite liegt, auch stärker von Einschränkungen im Alltag betroffen sind als Befragte, die ein größeres Haushaltsnettoeinkommen haben. In allen Einkommensgruppen ist man aber mehrheitlich eingeschränkt.

Wie sehr fühlen Sie sich durch Ihren Gesundheitszustand im Alltag eingeschränkt?

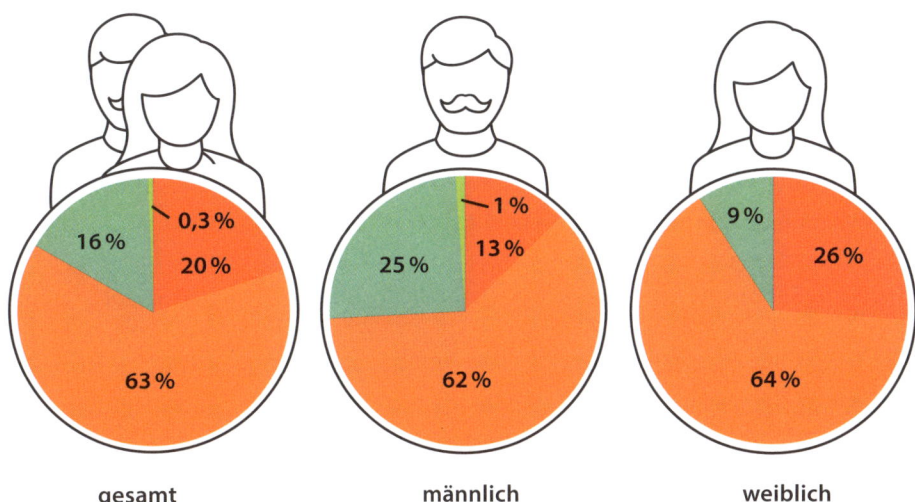

sehr eingeschränkt

eher eingeschränkt

eher nicht eingeschränkt

gar nicht eingeschränkt

gesamt

0,3 %
16 %
20 %
63 %

männlich

1 %
25 %
13 %
62 %

weiblich

9 %
26 %
64 %

Was würde Ihnen den Alltag erleichtern?

Die Personen, die sich durch ihren Gesundheitszustand im Alltag eingeschränkt fühlen, wurden gefragt, was ihnen den Alltag erleichtern würde. 40 Prozent dieser Gruppe haben auf die offen gestellte Frage geantwortet. 39 Prozent hingegen fiel kein Vorschlag ein, und 18 Prozent sind der Ansicht, dass ihnen durch nichts der Alltag zu erleichtern sei.

Aus der Menge der Nennungen sticht besonders der Wunsch nach Schmerzfreiheit bzw. nach einer Erleichterung der Beschwerden hervor (45 %). 18 Prozent wünschen sich Unterstützung oder auch Verständnis von anderen, 16 Prozent versprächen sich von (wirkungsvollen) Therapien bzw. Medikamenten und von weniger Wartezeit auf Behandlungen Hilfe. 10 Prozent geben an, dass ihnen mehr Geld bzw. finanzielle Entlastungen den Alltag erleichtern würden, und 8 Prozent würden gern weniger arbeiten bzw. im Haushalt tun. Je 5 Prozent derjenigen, die Alltagserleichterungen genannt haben, geben an, dass ihnen Barrierefreiheit oder andere Mobilitätsunterstützungen helfen würden bzw. dass eine Umstellung des Lebensstils oder eine Gewichtsreduktion hilfreich wäre.

Männer denken etwas häufiger, dass ihnen mit wirkungsvollen Therapien und Medikamente und weniger Wartezeit auf Behandlungen geholfen wäre, Frauen tendieren eher zur stärkeren Unterstützung von anderen. Im städtischen Raum würde man sich eher über Erleichterung der gesundheitlichen Beschwerden, Unterstützung von anderen sowie finanzielle Entlastungen freuen. In ländlichen Gebieten steht das Bedürfnis nach wirkungsvollen Therapien und Medikamenten sowie weniger Wartezeit auf Behandlungen im Vordergrund.

Was würde Ihnen den Alltag erleichtern?

45 %	Erleichterung der gesundheitlichen Beschwerden weniger Schmerzen
18 %	Unterstützung / Verständnis von anderen
16 %	(wirkungsvolle) Therapien/Medikamente weniger Wartezeit auf Behandlungen häufigere Behandlungen/Therapien
10 %	mehr Geld / finanzielle Entlastungen (z. B. niedrigere Medikamentenpreise)
8 %	weniger Arbeit/Hausarbeit
5 %	Barrierefreiheit (z. B. treppenloser Zugang zur Wohnung) Mobilitätsunterstützung
5 %	Umstellung des Lebensstils (z. B. gesündere Ernährung) Gewichtsreduktion
4 %	Sonstiges

Haben Sie oder eine Person in Ihrem engeren Umfeld chronische Beschwerden?

Eine knappe Mehrheit von 50 Prozent der Thüringer ist selbst frei von chronischen Beschwerden – 40 Prozent haben weder eigene chronische Beschwerden noch jemanden in ihrem Umfeld, der unter etwas Chronischem leidet, und 10 Prozent geben an, dass sie zwar nicht selbst chronisch leiden, dies jedoch bei jemandem im Umfeld der Fall ist. Etwa 47 Prozent hingegen erleben chronische Beschwerden am eigenen Leib – 37 Prozent geben an, dass dies nur bei ihnen der Fall ist, und 10 Prozent, dass sie selbst und auch Personen in ihrem Umfeld chronische Beschwerden haben. Somit sind chronische Beschwerden bei etwa 57 Prozent der Befragten im Lebensumfeld vorhanden.

Frauen haben häufiger als Männer chronische Beschwerden. Erwartungsgemäß steigt der Anteil an eigener Betroffenheit mit dem Alter. Je jünger die Befragten sind, desto häufiger sind sie zwar nicht selbst, aber Personen im Umfeld betroffen. Darüber hinaus lässt sich beobachten, dass Befragte ohne Migrationshintergrund häufiger selbst von chronischen Beschwerden betroffen sind als Befragte mit Migrationshintergrund, jedoch seltener Personen in ihrem Umfeld kennen, die chronisch leiden.

Besonders stark sind im Übrigen Thüringer mit einem Haushaltsnettoeinkommen von weniger als 2000 Euro betroffen. Damit einher geht der Effekt beim sozioökonomischen Status: Je niedriger man sich dort selbst verortet, desto höher sind die Anteile derer, die unter chronischen Beschwerden leiden bzw. umso geringer fallen die Anteile der Beschwerdefreien aus. Interessanterweise sind es eher allein lebende Thüringer, die angeben, chronische Beschwerden zu haben; mit wachsender Haushaltsgröße sagen dies immer weniger Personen. Insbesondere Geschiedene klagen über chronische Beschwerden (62 %); in den übrigen Gruppen sind es zwischen 28 und 36 Prozent.

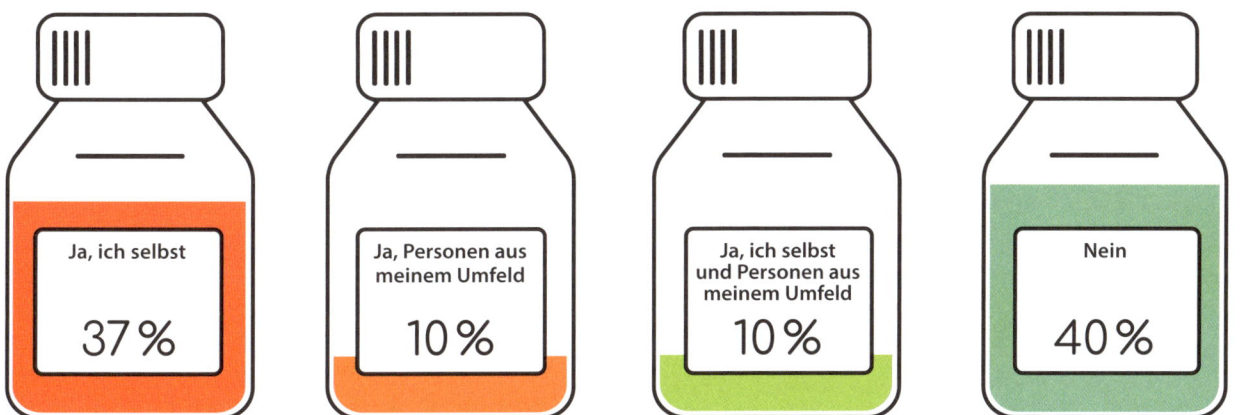

Ja, ich selbst

37 %

Ja, Personen aus meinem Umfeld

10 %

Ja, ich selbst und Personen aus meinem Umfeld

10 %

Nein

40 %

Haben Sie oder eine Person in Ihrem engeren Umfeld chronische Beschwerden?

Ist bei einer der chronischen Beschwerden nicht bekannt, um welche Erkrankung es sich handelt?[1*]

Bei 28 Prozent derjenigen mit eigenen chronischen Beschwerden oder mit Personen mit chronischen Beschwerden im Umfeld ist nicht bekannt, woher diese Probleme stammen. Die deutliche Mehrheit von 65 Prozent weiß es hingegen.

Bei Frauen ist es leicht häufiger der Fall als bei Männern, dass die Quelle der Beschwerden bisher unentdeckt geblieben ist. Auch das Alter spielt eine Rolle: Einzig bei 18- bis 29-Jährigen ist die Beschwerdeursache häufiger unbekannt als bekannt (48 zu 39 %). Schon bei ab 30-Jährigen verkehrt sich das Verhältnis ins Gegenteil, und mit höherem Alter sinken auch die Anteile derer mit unbekannter Erkrankung (von 33 bis auf 23 %).

Hinsichtlich der sozioökonomischen Selbstverortung ergibt sich der Effekt, dass bei Angehörigen der Oberschicht weitaus öfter die Ursache der Schmerzen nicht aufgeklärt ist. Tatsächlich ist dies hier sogar bei einer leichten relativen Mehrheit der Fall (48 % ja zu 46 % nein), nicht jedoch in der Mittel- und Unterschicht.

Zuletzt lohnt es sich noch, die Aufschlüsselung nach Migrationshintergrund genauer unter die Lupe zu nehmen. Es lässt sich erkennen, dass bei denen mit Migrationshintergrund die Ursache für ihre chronischen Beschwerden häufiger unbekannt ist als bekannt (48 zu 43 %). Das Gegenteil hingegen trifft auf jene ohne Migrationshintergrund zu (27 zu 67 %).

1* Damit meinen wir, dass man nicht weiß, woher z. B. Schmerzen kommen.

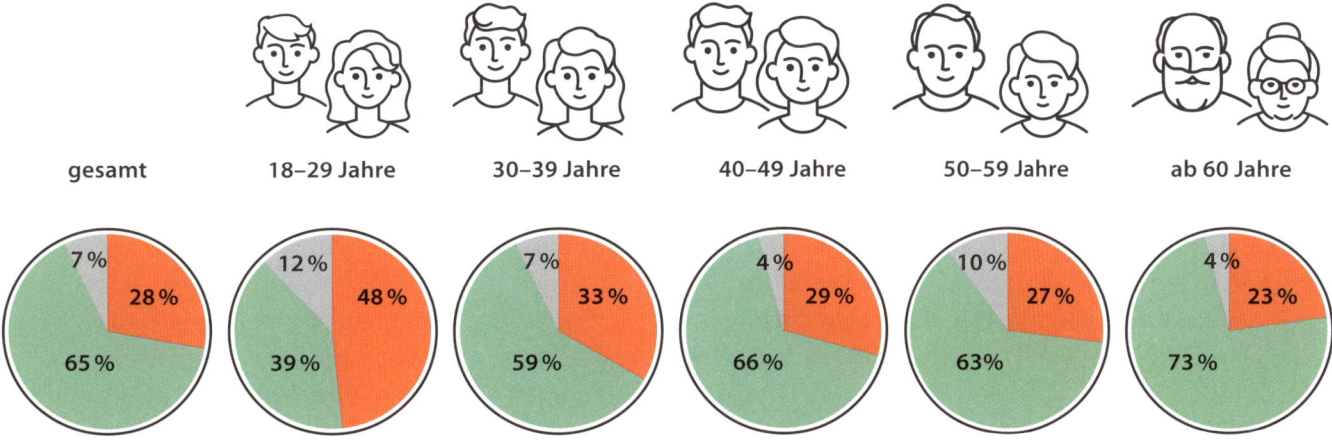

gesamt — 18–29 Jahre — 30–39 Jahre — 40–49 Jahre — 50–59 Jahre — ab 60 Jahre

gesamt
7 %
28 %
65 %

18–29 Jahre
12 %
48 %
39 %

30–39 Jahre
7 %
33 %
59 %

40–49 Jahre
4 %
29 %
66 %

50–59 Jahre
10 %
27 %
63 %

ab 60 Jahre
4 %
23 %
73 %

**Ist bei einer der chronischen Beschwerden nicht
bekannt, um welche Erkrankung es sich handelt?**

ja

nein

weiß nicht/keine Angabe

Haben Sie oder eine Person in Ihrem engeren Umfeld psychische Beschwerden?

Neben der körperlichen Gesundheit, die oft bei diesem Thema im Vordergrund steht, wurde auch explizit nach vorhandenen psychischen Beschwerden gefragt. Eine klare Mehrheit von 66 Prozent der Thüringer hat selbst keine psychischen Beschwerden und kennt auch niemanden im eigenen Umfeld, der psychische Beschwerden hat. 17 Prozent sind hingegen selbst betroffen (ohne Betroffene im Umfeld), ein Zehntel kennt jemanden im eigenen Umfeld, ist aber nicht selbst betroffen, und weitere 4 Prozent haben weder selbst psychische Beschwerden noch kennen sie jemanden im Umfeld. Somit geben 76 Prozent an, selbst nicht betroffen zu sein, und etwa 20 Prozent kennen Personen, die psychische Leiden haben.

Männer geben seltener an, selbst betroffen zu sein, als Frauen. 30- bis 39-jährige Thüringer sowie ab 60-Jährige haben am häufigsten selbst psychische Beschwerden. Unter den Jüngsten kennen jedoch deutlich mehr Befragte jemanden mit solchen Problemen.

Zum Einfluss des Haushaltsnettoeinkommens lässt sich sagen, dass mit höherem Einkommen ein sinkendes Vorkommen von eigenen psychischen Beschwerden bemerkbar ist – das Vorkommen im Umfeld ist recht gleichmäßig verteilt. Damit einher geht auch der Umstand, dass bei Thüringern, die sich der Unterschicht zuzählen, ein deutlich erhöhter Anteil bei eigenen psychischen Problemen auftritt (37 zu 16–21 %).

Zudem sind es Erwerbslose und in etwas geringerem Maße Rentner und Beamte, die häufiger über psychische Beschwerden klagen, als andere Gruppen (35, 24 bzw. 23 zu 4 bis 20 %). Auffällig ist weiterhin, dass mit steigender Personenzahl im Haushalt die Befragten zwar immer seltener selbst psychische Beschwerden haben, dafür umso öfter Betroffene im eigenen Umfeld kennen. Thüringer mit vier oder mehr Kindern sind überdurchschnittlich zahlreich mit eigenen psy-

chischen Beschwerden konfrontiert und bilden die einzige Gruppe, die mehrheitlich nicht beschwerdefrei ist (61 %).

Haben Sie oder eine Person in Ihrem engeren Umfeld psychische Beschwerden?

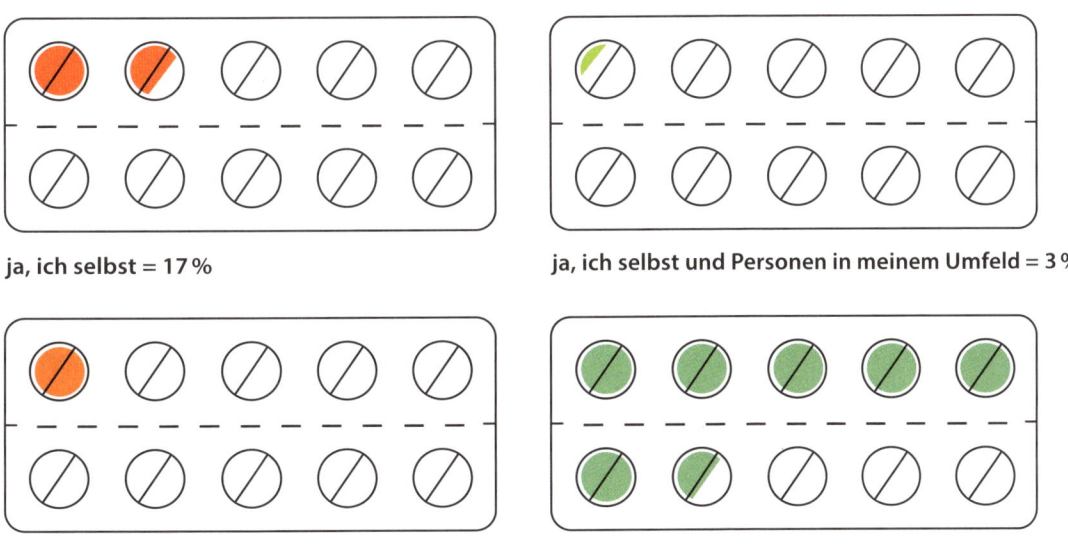

ja, ich selbst = 17 %

ja, ich selbst und Personen in meinem Umfeld = 3 %

ja, Personen in meinem Umfeld = 10 %

nein = 66 %

**Sind Ihnen Beratungs- oder Hilfsangebote bekannt,
die Sie im Falle einer psychischen Erkrankung
in Anspruch nehmen können?**

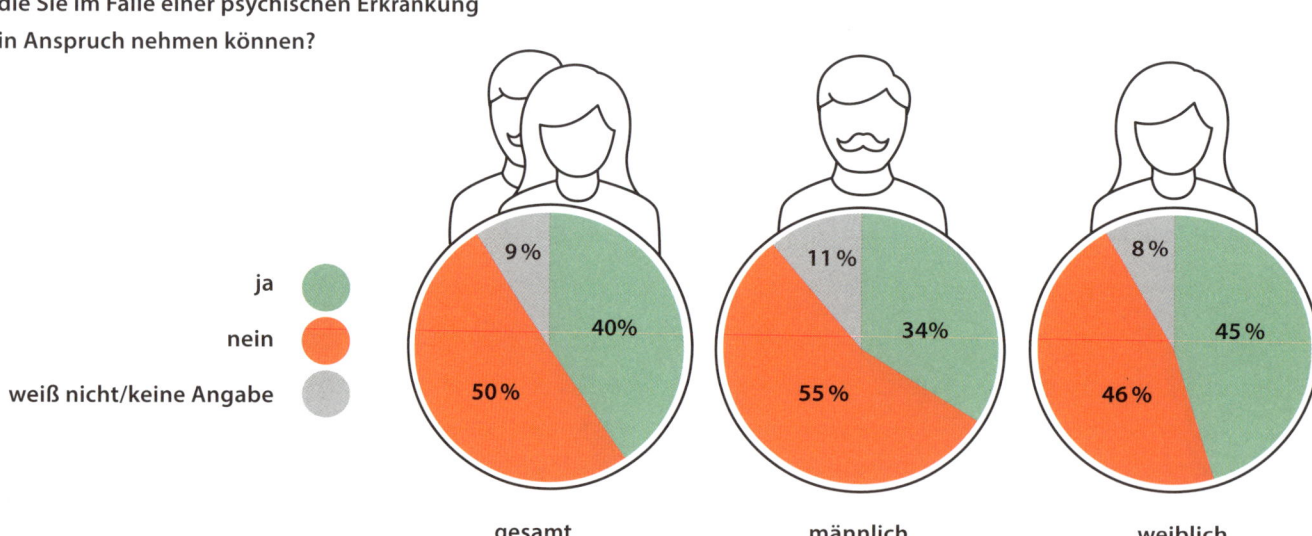

ja

nein

weiß nicht/keine Angabe

9 %
40 %
50 %

11 %
34 %
55 %

8 %
45 %
46 %

gesamt

männlich

weiblich

Sind Ihnen Beratungs- oder Hilfsangebote bekannt, die Sie im Falle einer psychischen Erkrankung in Anspruch nehmen können?

Die Hälfte der Thüringer kennt neben Therapeuten und Ärzten direkt keine weiteren Beratungs- oder Hilfsangebote, die sie im Falle einer psychischen Erkrankung in Anspruch nehmen könnten. 40 Prozent können dies aber von sich behaupten.

Bei Frauen fällt die Differenz zwischen denen, die Angebote kennen, und denen, die es nicht tun, nicht so groß aus wie bei den Männern, wo beide Anteile annähernd ausgeglichen sind. Im ländlichen Raum kennen die Thüringer etwas seltener als in der Stadt zusätzliche Hilfsangebote abseits von Ärzten oder Therapeuten, jedoch ist in beiden Regionsgruppen die Antwort häufiger negativ als positiv.

Ein gewisser Einfluss des Erwerbsstatus macht sich ebenfalls bemerkbar: Angestellte, Selbstständige und insbesondere Hausfrauen bzw. -männer können nicht so oft von sich sagen, über diesbezügliches Wissen zu verfügen, wie andere Gruppen.

Interessanterweise sind es Befragte aus einem Haushalt mit drei Personen, die mehrheitlich wissen, wo sie im Falle einer psychischen Erkrankung Hilfe bekommen könnten. In sämtlichen anderen Haushaltsgruppen ist das mehrheitlich nicht der Fall.

Abschließend zeigt sich noch eine Differenz durch den Migrationshintergrund: Thüringer ohne einen solchen wissen etwas häufiger, wohin sie sich wenden können, wenn sie mit psychischen Beschwerden konfrontiert werden, als Befragte mit Migrationshintergrund.

Sind Sie derzeit längerfristig pflegebedürftig? Haben Sie Angst davor, im Alter pflegebedürftig zu werden?

Knapp 5 Prozent der Befragten sind längerfristig pflegebedürftig. Die deutliche Mehrheit von 93 Prozent jedoch ist nicht auf die Pflege durch andere Personen angewiesen. Interessanterweise sind unter Thüringern mit Migrationshintergrund anteilsmäßig mehr pflegebedürftige Personen als unter jenen ohne.

Selbst unter denjenigen, die derzeit nicht altersbedingt pflegebedürftig sind, ist die Angst hoch, später auf Betreuung angewiesen zu sein. 72 Prozent sind diesbezüglich sehr oder eher ängstlich, nur 23 Prozent haben eher keine bis gar keine Furcht davor. Insbesondere Frauen geben dies auffallend häufig an, Männer seltener.

Das Alter spielt hier eine große Rolle. Je älter die Befragten sind, desto häufiger stimmen sie zu, sich vor der Pflegebedürftigkeit im Alter zu fürchten. Auch der sozioökonomische Status wirkt sich auf das Antwortverhalten aus. Thüringer, die sich selbst zur Unterschicht zählen, haben deutlich häufiger Angst davor, im Alter gepflegt werden zu müssen.

Als ein weiterer wichtiger Faktor kann die Anzahl der eigenen Kinder ausgemacht werden. Tendenziell sinkt mit steigender Kinderzahl auch die Furcht vor der altersbedingten Pflegebedürftigkeit und ist bei jenen mit drei oder mehr Kindern weitaus weniger stark ausgeprägt als bei denjenigen ohne bzw. mit ein bis zwei Kindern. Mehr Angst als Menschen ohne Kinder haben aber Personen mit ein oder zwei Kindern. Zuletzt lohnt sich auch die Untersuchung der Herkunft. Sofern ein Migrationshintergrund vorhanden ist, fällt die Angst vor Pflegebedürftigkeit im Alter leicht ab.

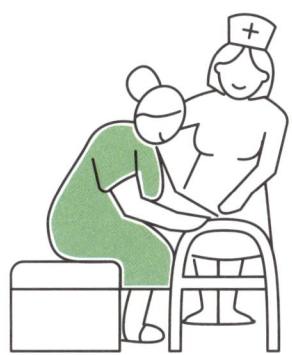

Sind Sie derzeit längerfristig pflegebedürftig?

ja	5 %
nein	93 %
keine Angabe	2 %

→ **Haben Sie Angst davor, im Alter pflegebedürftig zu werden?**

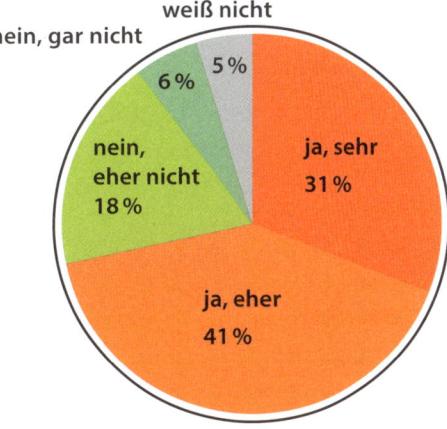

weiß nicht

nein, gar nicht

nein, eher nicht 18 %

5 %

6 %

ja, sehr 31 %

ja, eher 41 %

Wie gesund oder ungesund schätzen Sie Ihr Verhalten bzw. Ihr Leben in den folgenden Bereichen ein?

Um das Gesundheitsverhalten genauer zu differenzieren, wurde nach der Einschätzung dieses Verhaltens in Bezug auf verschiedene Bereiche, die Einfluss auf den Gesundheitszustand haben oder Indikatoren für diesen sind, gefragt. Die Thüringer schätzen ihr Verhalten in sämtlichen abgefragten Bereichen mehrheitlich als gesund ein. Insbesondere bei den Themen Körperpflege (93 %) und Sozialleben (75 %) geben sich die Befragten Bestnoten. In den Punkten Schlaf, Bewegung, Psyche und Ernährung finden 61 bis 73 Prozent, dass sie sehr oder eher gesund leben. Bezüglich Arbeit verhalten sich 52 Prozent der Thüringer gesund.

Der gesamten Fragestellung liegt vermutlich ein leichter Effekt von sozialer Erwünschtheit zugrunde, wobei sich das Antwortverhalten mit der ersten Frage nach dem allgemeinen Gesundheitszustand deckt. Besonders stark ist die soziale Erwünschtheit jedoch beim Punkt der Hygiene, der außerdem womöglich von den wenigsten direkt mit Gesundheitsverhalten in Verbindung gebracht wird: Hier wird das eigene Verhalten von 49 Prozent der Befragten als sehr gesund eingeschätzt (44 % eher gesund). Dass man sich hierbei ungesund verhält, meinen lediglich 5 Prozent von sich. Sehr gesundes Verhalten tritt dann für die restlichen Bereiche nur mehr zu 13 bis 25 Prozent auf. Ungesund verhalten sich die Befragten laut Eigenaussage bei allen anderen Themen zu 19 bis 36 Prozent. Am höchsten sind die Negativwerte bei den Punkten Schlaf (28 u. 8 %) sowie Bewegung (25 u. 7 %).

Zumeist sind es Männer, die ihr Verhalten positiver bewerten als Frauen, so etwa bei Bewegung, Psyche, Schlaf und Sozialleben. Frauen sind dafür häufiger der Ansicht, dass sie sich gesund ernähren.

19 Prozent der Befragten machen zum Punkt Arbeit keine Angabe. Dies liegt vor allem an den älteren Befragten, die sich bereits in Rente befinden. Ansonsten ist aus den Daten ersichtlich, dass das Alter bei den Bereichen Bewegung und Schlaf einen Einfluss hat. So bewerten Thüringer bis 49 Jahre ihr Bewegungsverhalten als gesünder denn ihre älteren Mitbürger. Darüber hinaus sind es die 30- bis 39-Jährigen sowie die 50- bis 59-Jährigen, die weitaus seltener von einem gesunden Schlafverhalten berichten können. Das psychische Gesundheitsverhalten wird von den jüngsten Befragten am häufigsten und auch von den ab 60-Jährigen etwas häufiger als gesund eingeschätzt als von den 30- bis 59-Jährigen. Alterseffekte in der Körperpflege sowie im Sozialleben lassen sich nur in der Differenzierung der Antwortoptionen feststellen und sind somit minimal

bis nicht vorhanden. Vor allem die ältesten Befragten geben an, dass sie sich gesund ernähren. Im mittleren Alter sinken die Werte im Vergleich zu den 18- bis 29-Jährigen sowie den ab 50-Jährigen ab.

Offensichtlich ist der Umstand, dass ländlich Wohnende in allen Bereichen ihre Lebensweise schlechter beurteilen als Städter. Dies ist deutlich in puncto Arbeit, Bewegung und Psyche und etwas weniger stark bei Ernährung, Körperpflege, Schlaf und Sozialleben der Fall.

Nicht unerwähnt bleiben sollte auch die Beobachtung, dass mit steigendem Haushaltsnettoeinkommen auch die positiven Bewertungen des eigenen Lebensstils in vielen Bereichen vermehrt auftreten. Zwar sind die Verläufe nicht immer eindeutig linear, aber die Tendenz ist in allen Bereichen die gleiche. Dies spiegelt

Wie gesund oder ungesund schätzen Sie Ihr Verhalten
bzw. Ihr Leben in den folgenden Bereichen ein?

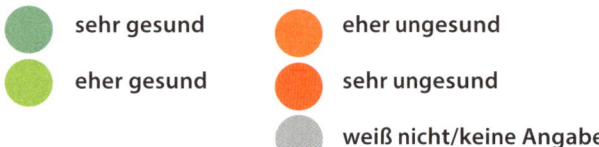

sehr gesund

eher gesund

eher ungesund

sehr ungesund

weiß nicht/keine Angabe

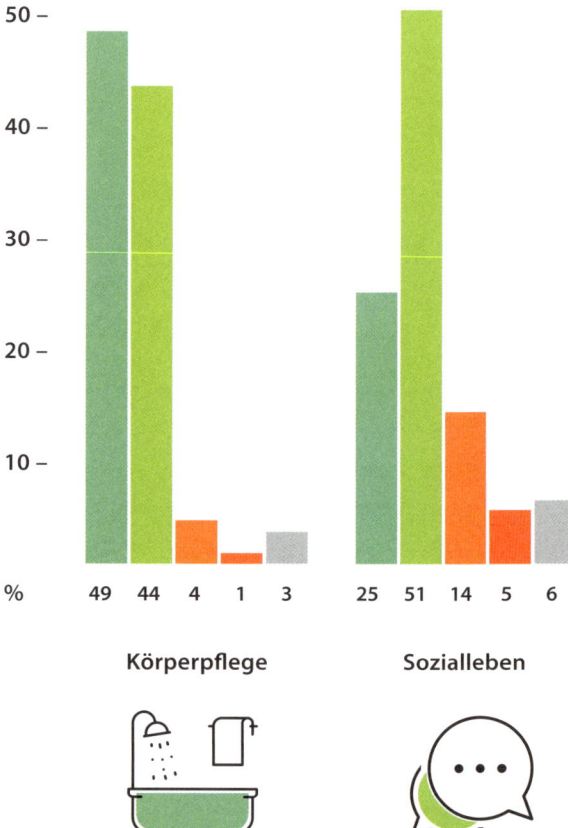

50 —

40 —

30 —

20 —

10 —

%   49 44 4 1 3   25 51 14 5 6

Körperpflege   Sozialleben

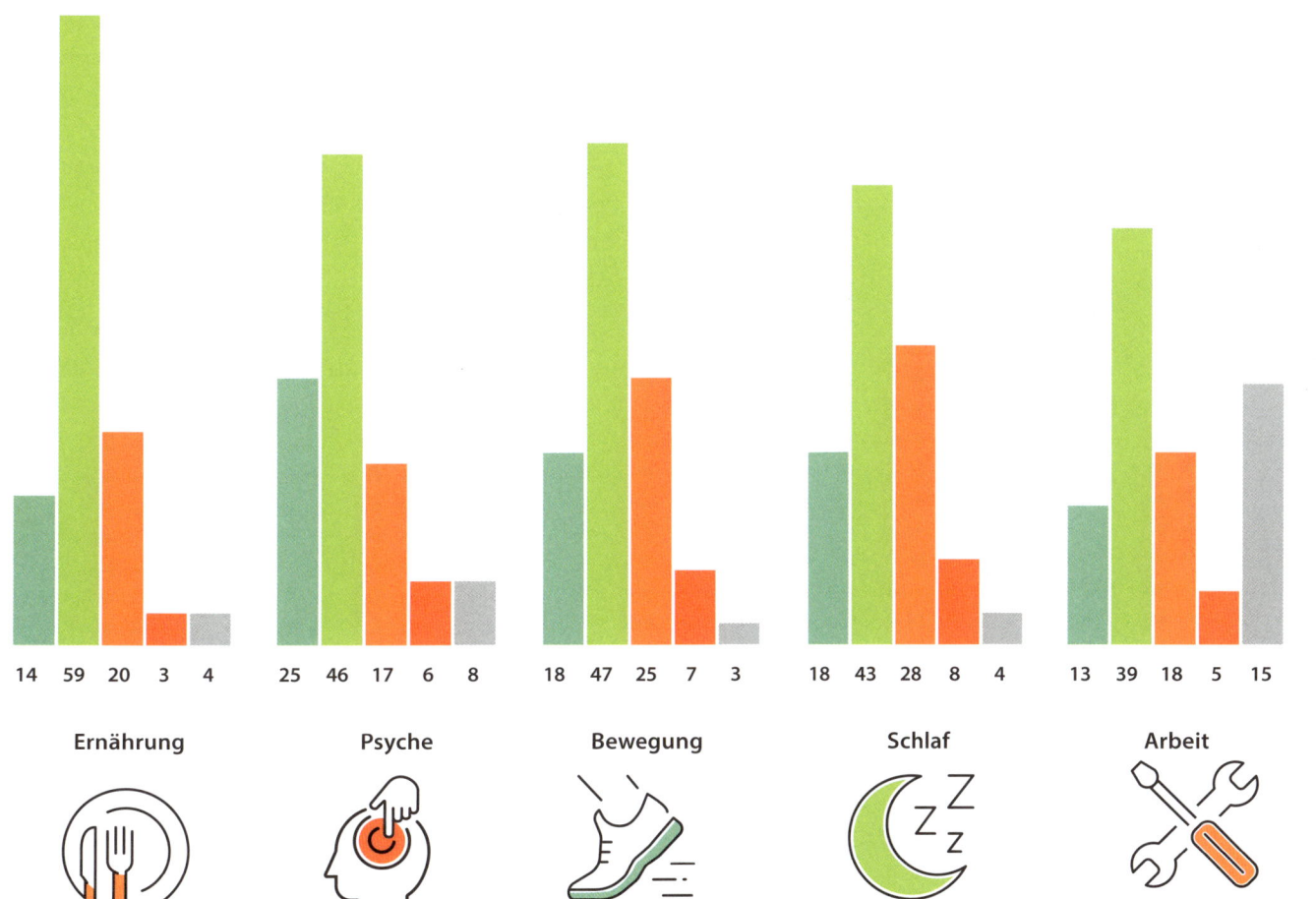

| 14 | 59 | 20 | 3 | 4 |

Ernährung

| 25 | 46 | 17 | 6 | 8 |

Psyche

| 18 | 47 | 25 | 7 | 3 |

Bewegung

| 18 | 43 | 28 | 8 | 4 |

Schlaf

| 13 | 39 | 18 | 5 | 15 |

Arbeit

33

sich auch im Antwortverhalten aufgeschlüsselt nach sozioökonomischen Status wider: Je höher man sich dort selbst verortet, desto häufiger verweist man auf ein gesundes Leben in vielen der genannten Aspekte.

Abschließend noch sechs weitere Auffälligkeiten: Zunächst geht mit steigender Haushaltsgröße ein erhöhtes Gesundverhalten im Bereich Bewegung einher. Zweitens sinkt das gesunde Schlafverhalten mit der steigenden Anzahl an Kindern im Haushalt. Drittens geben Geschiedene weitaus seltener als alle anderen an, für ihre gesunde Psyche Sorge zu tragen. Viertens beurteilen Selbstständige und Schüler/Studenten ihr Verhalten im Bereich Arbeit merklich häufiger als gesund als die anderen Erwerbsgruppen, und auch die psychische Gesundheit ist bei diesen beiden Gruppen deutlich höher. Fünftens geben Hausfrauen und -männer sowie Erwerbslose merklich seltener ein gesundes Sozialleben an. Und zuletzt kann man beobachten, dass Thüringer mit Migrationshintergrund leicht häufiger eine positive Beurteilung ihres Schlafverhaltens abgeben als diejenigen ohne Migrationshintergrund.

Behandlung, Gesundheitsinfrastruktur und Gesundheitssystem

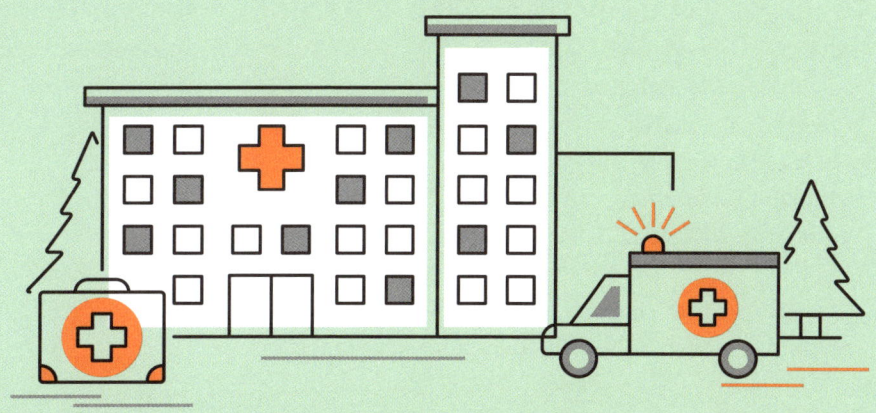

Wie wichtig oder unwichtig finden Sie generell ein staatliches Gesundheitssystem mit gesetzlich verpflichtender Versicherung?

Die Akzeptanz eines staatlichen Gesundheitssystems mit gesetzlich verpflichtender Versicherung ist bei den Thüringern stark vorhanden. 93 Prozent der Thüringer finden ein staatliches Gesundheitssystem sehr oder eher wichtig. Für eine deutliche Mehrheit von 72 Prozent ist das System sehr wichtig, für 21 Prozent eher wichtig. Nur eine geringe Minderheit von vier Prozent hält es für eher oder sehr unwichtig.

Während Befragte, die sich in der Oberschicht verorten, ein staatliches Gesundheitssystem zu 62 Prozent für sehr wichtig und zu 28 Prozent für eher wichtig halten (90 % kumuliert), sind die Anteile bei denen der Mittelschicht (72 u. 22 %; 94 % kumuliert) sowie der Unterschicht (80 u. 15 %; 95 % kumuliert) merklich höher.

Umso älter die Befragten sind, desto eher bewerten sie das gesetzlich verpflichtende Versicherungssystem als wichtig, wobei allerdings selbst bei den Jüngsten immer noch 86 Prozent von dessen Bedeutung überzeugt sind.

Außerdem beeinflusst die Anzahl der eigenen Kinder das Antwortverhalten. Je mehr Kinder vorhanden sind, umso öfter messen die Thüringer einem staatlichen Gesundheitssystem Bedeutung bei (bis zu 100 Prozent der Befragten mit vier oder mehr eigenen Kindern).

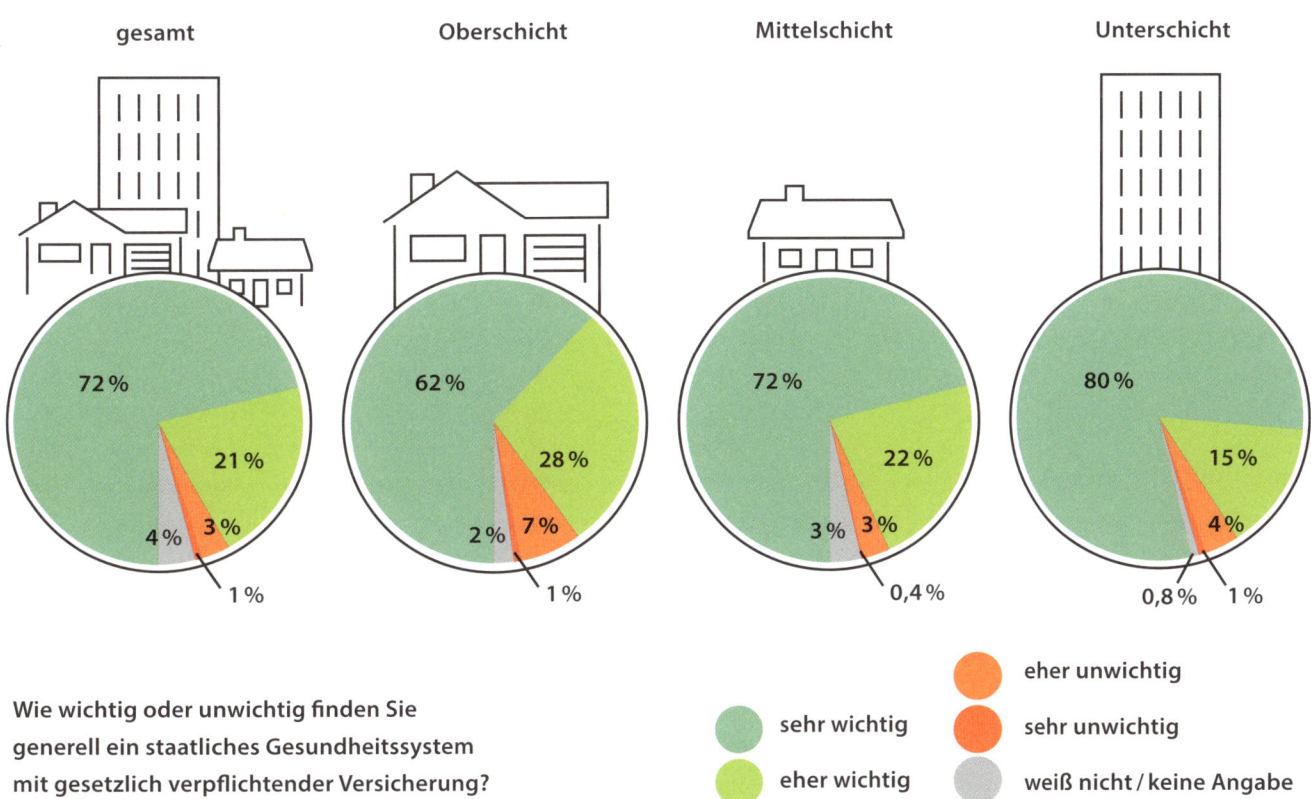

gesamt Oberschicht Mittelschicht Unterschicht

gesamt: 72 % · 21 % · 4 % · 3 % · 1 %

Oberschicht: 62 % · 28 % · 2 % · 7 % · 1 %

Mittelschicht: 72 % · 22 % · 3 % · 3 % · 0,4 %

Unterschicht: 80 % · 15 % · 0,8 % · 4 % · 1 %

Wie wichtig oder unwichtig finden Sie
generell ein staatliches Gesundheitssystem
mit gesetzlich verpflichtender Versicherung?

eher unwichtig

sehr wichtig

sehr unwichtig

eher wichtig

weiß nicht / keine Angabe

Wie bewerten Sie das deutsche Krankenversicherungssystem ganz allgemein?

Generell befindet man in Thüringen das deutsche Krankenversicherungssystem überwiegend als sehr oder eher gut (79 %). 18 Prozent hingegen halten es für eher oder sehr schlecht. Es überwiegt, anders noch als bei der Einschätzung der Wichtigkeit eines staatlichen Gesundheitssystems, die „Eher"-Antwortoption: 61 Prozent finden das deutsche System eher gut (17 % sehr gut). Dass das System sehr schlecht ist, meinen nur 3 Prozent.

Vor allem das zur Verfügung stehende Haushaltsnettoeinkommen beeinflusst maßgeblich das Antwortverhalten. Je weniger Geld im Monat verdient wird, desto seltener fällen die Befragten ein positives Urteil über das deutsche Krankenversicherungssystem. Bei denen mit einem Einkommen von unter 2000 Euro liegt der zusammengefasste Positivwert zwar immer noch bei 76 Prozent, bei denen zwischen 2000 und 4000 Euro liegt die positive Einschätzung bereits bei 78 bis 79 Prozent. Die Bestverdienenden mit einem Einkommen von 4000 Euro und mehr schätzen das deutsche Gesundheitssystem zu 89 Prozent als gut ein.

Ansonsten zeigen sich keine klaren Tendenzen. Von verschiedenen Gruppen wird das Gesundheitssystem unterschiedlich bewertet, zumeist gibt es aber keinen Unterschied. Beispielsweise bewertet die Mittelschicht das System am häufigsten als gut, jedoch bewertet die Oberschicht es weniger häufig so, und in noch geringerem Ausmaß hält die Unterschicht das System für gut. Bei Haushaltsgröße und Kinderanzahl zeigen sich zwar Unterschiede, aber kein Zusammenhang.

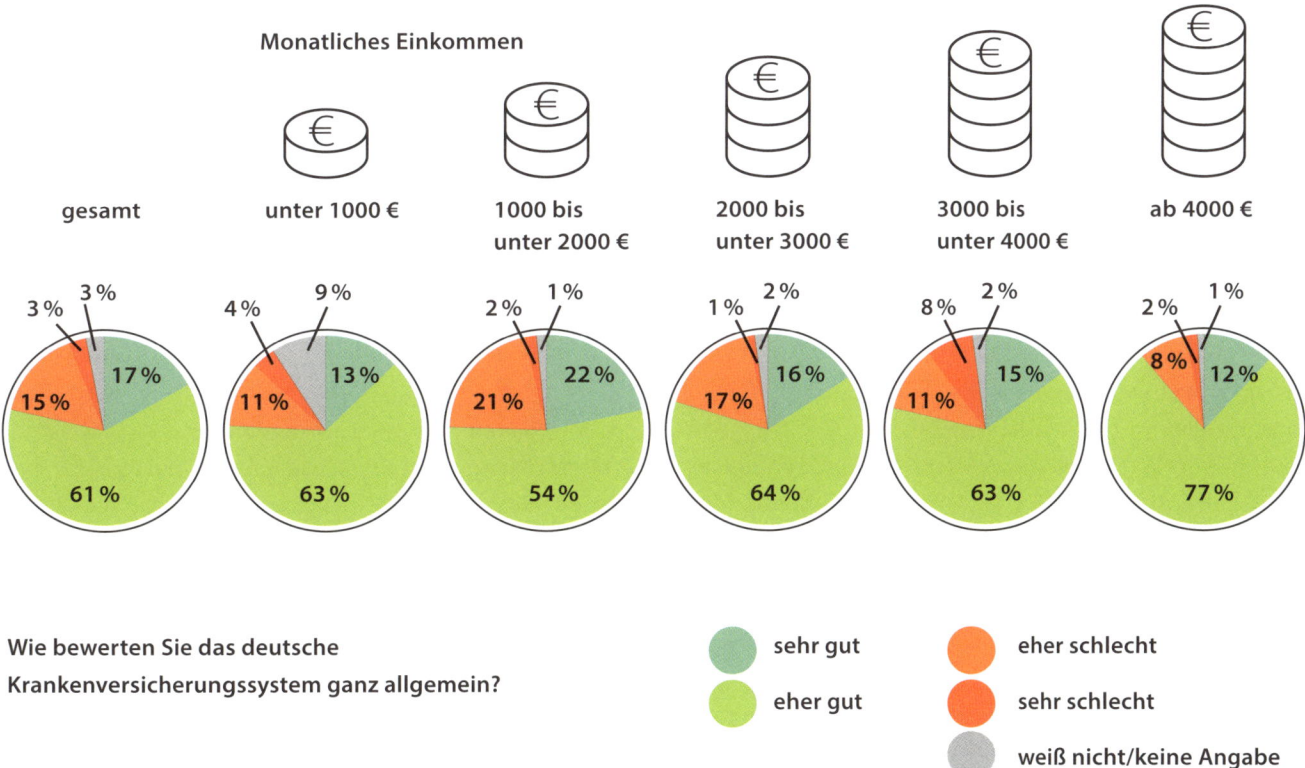

Monatliches Einkommen

gesamt unter 1000 € 1000 bis unter 2000 € 2000 bis unter 3000 € 3000 bis unter 4000 € ab 4000 €

gesamt: 3 % / 3 % / 17 % / 15 % / 61 %

unter 1000 €: 4 % / 9 % / 13 % / 11 % / 63 %

1000 bis unter 2000 €: 2 % / 1 % / 22 % / 21 % / 54 %

2000 bis unter 3000 €: 1 % / 2 % / 16 % / 17 % / 64 %

3000 bis unter 4000 €: 8 % / 2 % / 15 % / 11 % / 63 %

ab 4000 €: 2 % / 1 % / 12 % / 8 % / 77 %

Wie bewerten Sie das deutsche
Krankenversicherungssystem ganz allgemein?

- sehr gut
- eher gut
- eher schlecht
- sehr schlecht
- weiß nicht/keine Angabe

Wie gut oder schlecht waren alles in allem Ihre bisherigen Erfahrungen mit Arztpraxen?

Die allgemein hohe Zufriedenheit mit dem deutschen Gesundheitssystem wurde vertiefend nach verschiedenen Aspekten abgefragt. Erste Konzentration lag auf den Erfahrungen mit Arztpraxen in Deutschland.

In nahezu allen Aspekten fällt das Urteil mehrheitlich positiv aus. Auf jeweils mindestens 70 Prozent an positiven Antworten kommen die Atmosphäre und Einrichtung in den Arztpraxen (84 %), die Freundlichkeit und Aufmerksamkeit (82 %) sowie die Kompetenz der Ärzte (81 %), die Freundlichkeit und Aufmerksamkeit (79 %) sowie die Kompetenz des Praxispersonals (77 %), die Erreichbarkeit der Arztpraxen (74 %), die Erklärungen der Behandlungen bzw. Diagnosen (74 %), die Verfügbarkeit bzw. Öffnungszeiten von Hausärzten (70 %) und die Behandlungserfolge (70 %). Klar absolut mehrheitlich positiv bewertet werden ferner die

Informationen über Präventionsmöglichkeiten bzw. Schutzmaßnahmen (62 %) und die Verfügbarkeit bzw. Öffnungszeiten von Fachärzten (52 %). 49 Prozent bewerten Wartezeiten im Wartezimmer bei Hausärzten gut. Hier nähern sich die negativen Werte, also die Bewertung als schlecht, bereits den positiven Werten an, denn 47 Prozent bewerten die Wartezeiten bei Hausärzten negativ. Das Verhältnis schlägt bei Wartezeiten im Wartezimmer bei Fachärzten ins Negative um: 56 Prozent haben hier schlechte Erfahrungen gemacht (39 % gute). Am schlechtesten sind die Erfahrungen der Thüringer mit der Terminvergabe bei Fachärzten, die 61 Prozent als schlecht bewerten (32 % gut).

In allen Fällen liegt der Fokus auf den abgeschwächten Antwortoptionen „eher gut" und „eher schlecht". Die insgesamt positiven Bewertungen werden dadurch zwar nicht abgewertet, jedoch etwas relativiert. Sehr gute oder sehr schlechte Erfahrungen haben vergleichsweise wenige Befragte gemacht.

Hinsichtlich der Betrachtung von Geschlechterdifferenzen wird deutlich, dass Männer in vielen Punkten eine bessere Meinung von den einzelnen Aspekten haben als Frauen. Dies gilt für die Behandlungserfolge, Erklärungen der Behandlungen bzw. Diagnosen, Freundlichkeit und Aufmerksamkeit des Praxispersonals sowie dessen Kompetenz, Terminvergabe bei Fachärzten und Wartezeiten im Wartezimmer bei Fachärzten sowie bei Hausärzten. Umgekehrt hingegen verhält es sich beim Thema Atmosphäre und Einrichtung: Mehr Frauen als Männer schätzen dieses als sehr oder eher gut ein. Die Unterschiede sind aber weitgehend minimal.

Für Atmosphäre und Einrichtung, Freundlichkeit und Aufmerksamkeit der Ärzte, Kompetenz der Ärzte und Wartezeiten im Wartezimmer bei Hausärzten gilt, dass mit dem Alter auch die Anteile derer, die ihre Erfahrungen mit Arztpraxen hinsichtlich dieser Punkte positiv bewerten, steigen. Bei den Wartezeiten im Wartezimmer bei Hausärzten bedeutet es sogar, dass sich erst ab einem Alter von 50 Jahren eine positive Mehrheit bildet. Eine gegenläufige Tendenz zeigt sich bei der Terminvergabe bei Fachärzten: Je älter die Befragten, desto seltener nehmen sie eine gute Bewertung vor. Schlussendlich fällt beim Punkt Verfügbarkeit bzw. Öffnungszeiten von Fachärzten auf, dass einzig die 40- bis 49-Jährigen hier mehrheitlich nicht zufrieden sind.

Ein interessanter Effekt macht sich hinsichtlich der Wohnumgebung bemerkbar: Stadtbewohner schät-

Wie gut oder schlecht waren alles in allem Ihre bisherigen Erfahrungen mit Arztpraxen in Deutschland bezogen auf die folgenden Aspekte?

Atmosphäre und Einrichtung	18 %	66 %	8 %	2 %	6 %
Freundlichkeit und Aufmerksamkeit der Ärzte	25 %	57 %	10 %	3 %	4 %
Kompetenz der Ärzte	24 %	56 %	11 %	3 %	6 %
Freundlichkeit und Aufmerksamkeit des (nicht ärztlichen) Praxispersonals	23 %	56 %	12 %	3 %	6 %
Kompetenz des (nicht ärztlichen) Praxispersonals	17 %	60 %	12 %	2 %	8 %
Erreichbarkeit von Arztpraxen	18 %	56 %	14 %	6 %	5 %
Erklärungen der Behandlungen bzw. Diagnose	18 %	56 %	17 %	4 %	6 %

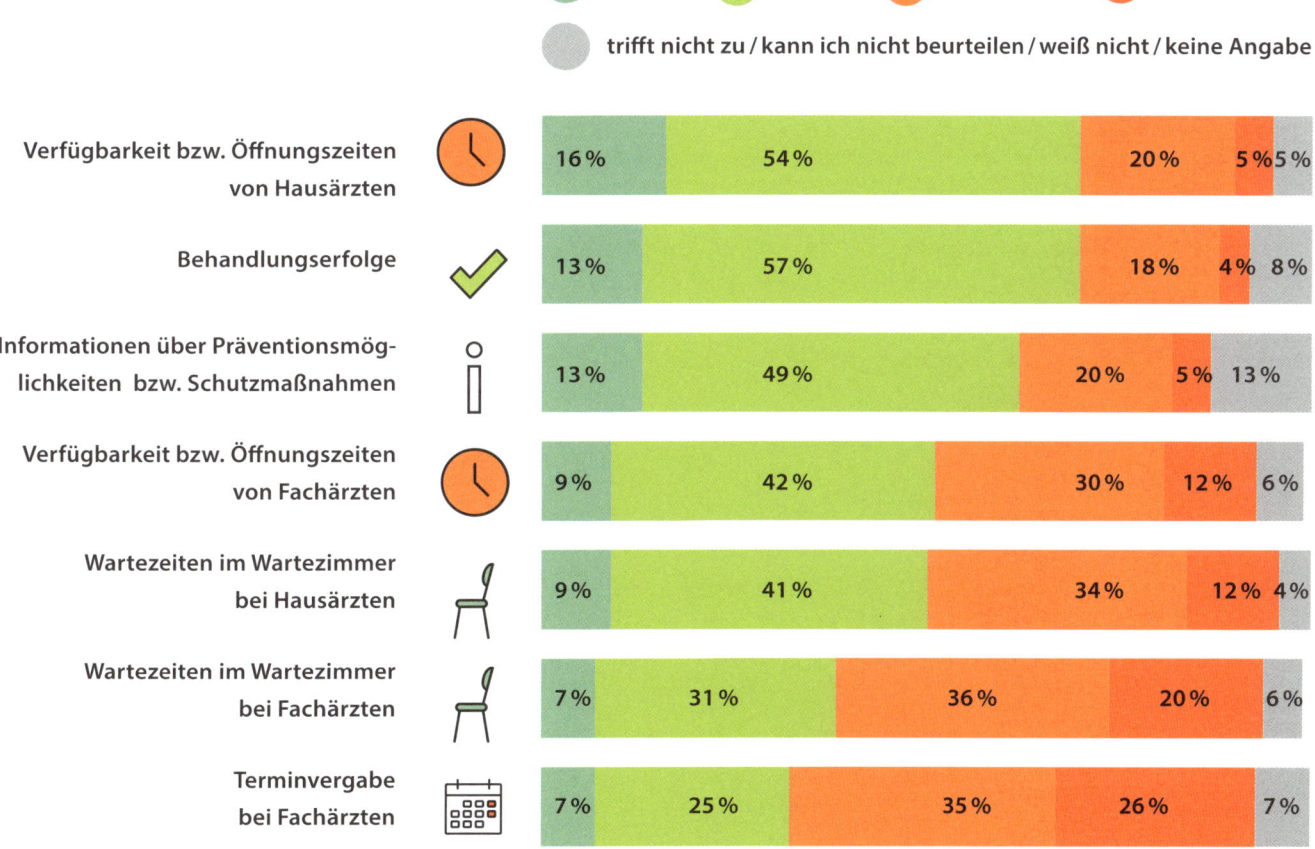

Legend:
- sehr gut
- eher gut
- eher schlecht
- sehr schlecht
- trifft nicht zu / kann ich nicht beurteilen / weiß nicht / keine Angabe

Kategorie	sehr gut	eher gut	eher schlecht	sehr schlecht	trifft nicht zu
Verfügbarkeit bzw. Öffnungszeiten von Hausärzten	16 %	54 %	20 %	5 %	5 %
Behandlungserfolge	13 %	57 %	18 %	4 %	8 %
Informationen über Präventionsmöglichkeiten bzw. Schutzmaßnahmen	13 %	49 %	20 %	5 %	13 %
Verfügbarkeit bzw. Öffnungszeiten von Fachärzten	9 %	42 %	30 %	12 %	6 %
Wartezeiten im Wartezimmer bei Hausärzten	9 %	41 %	34 %	12 %	4 %
Wartezeiten im Wartezimmer bei Fachärzten	7 %	31 %	36 %	20 %	6 %
Terminvergabe bei Fachärzten	7 %	25 %	35 %	26 %	7 %

zen bei vielen Kriterien ihre Arztpraxen häufiger gut ein als Landbewohner, was sich bei der Atmosphäre und Einrichtung, den Behandlungserfolgen, der Erreichbarkeit von Arztpraxen, der Kompetenz der Ärzte, der Verfügbarkeit bzw. den Öffnungzeiten von Fachärzten und der Verfügbarkeit bzw. den Öffnungzeiten von Hausärzten offenbart.

Nicht zu missachten ist auch der Einfluss des Einkommens auf das Antwortverhalten, was bei einigen Aspekten zu durchaus interessanten Effekten führt. Denn je mehr Geld im Haushalt monatlich verdient wird, desto seltener werden bestimmte Dinge als positiv bewertet. Dies führt dazu, dass mit der Verfügbarkeit bzw. den Öffnungszeiten von Fachärzten nur Befragte mit weniger als 3000 Euro mehrheitlich zufrieden sind, mit den Wartezeiten im Wartezimmer bei Hausärzten nur solche

mit weniger als 2000 Euro und hinsichtlich der Wartezeiten im Wartezimmer bei Fachärzten sogar nur jene mit weniger als 1000 Euro monatlichem Einkommen.

Die Terminvergabe bei Fachärzten wird von den verschiedenen Erwerbsgruppen recht unterschiedlich bewertet. Während Erwerbslose damit häufiger gute als schlechte Erfahrungen gemacht haben, ist das Verhältnis bei allen anderen Gruppen umgekehrt. Halbwegs gute Erfahrungen haben noch Schüler und Studenten gemacht, während Rentner und Hausfrauen bzw. -männer ähnlich selten gute Erfahrungen angaben wie Erwerbstätige. Beamte sind die einzige Gruppe, die häufiger schlechte Erfahrungen mit der Verfügbarkeit bzw. den Öffnungszeiten von Hausärzten angaben, wenn auch nur mit einem Prozentpunkt Differenz – bei allen anderen Gruppen ist das Verhältnis deutlich klarer auf-

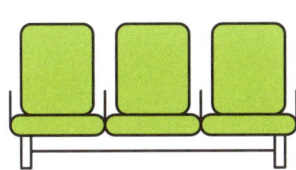

seiten der positiven Antworten. Über die Wartezeiten bei Hausärzten berichten Erwerbslose, Beamte, Rentner und Hausfrauen/-männer häufiger positiv als negativ, bei allen anderen Gruppen ist dies umgekehrt.

Ein vorhandener Migrationshintergrund führt bei der Einschätzung der bisherigen Erfahrungen mit der Verfügbarkeit bzw. den Öffnungszeiten von Fach- und Hausärzten, der Kompetenz der Ärzte, den Informationen über Präventions- und Schutzmaßnahmen, der Erreichbarkeit der Arztpraxen, den Behandlungserfolgen, der Atmosphäre und Einrichtung sowie der Freundlichkeit und Aufmerksamkeit des Praxispersonals zu leichten Unterschieden: Personen mit Migrationshintergrund geben hier eher schlechtere Erfahrungen an. Einen starken Unterschied erkennt man bei der Erfahrung mit der Freundlichkeit und Aufmerksamkeit

der Ärzte, die von 68 Prozent der Personen mit Migrationshintergrund und von 84 Prozent der Personen ohne einen solchen positiv bewertet wird. Umgekehrt ist es bei der Terminvergabe bei Fachärzten, wo Befragte mit Migrationshintergrund erstens häufiger eine positive Erfahrung als eine negative angeben und auch deutlich häufiger gute Erfahrungen gemacht haben als diejenigen Befragten ohne Migrationshintergrund.

Letztlich fällt auf, dass diejenigen mit nur einem Kind unter 18 Jahren im Haushalt seltener von guten Erfahrungen berichten als diejenigen ohne oder mit zwei bzw. mehr Kindern im Haushalt.

Wie lange haben Sie in der Vergangenheit bereits auf einen Termin beim Facharzt gewartet?

Aus der Abfrage der bisher erlebten kürzesten sowie längsten Wartezeit auf einen Facharzttermin wurde die durchschnittliche Wartezeit berechnet. Demnach warten Patienten in Thüringen im Schnitt 60 Tage auf einen Termin beim Facharzt. Der Median[2*], der ausreißenden Antworten gegenüber weniger sensibel ist, beträgt dabei 45,5 Tage, der Modus[3*] 50 Tage.

Auch die kürzeste Wartezeit ist interessant: Durchschnittlich 14 Tage beträgt die geringste Wartezeit auf einen Facharzttermin in Thüringen. Der Median liegt bei sieben Tagen, während der am häufigsten genannte Wert ein Tag Wartezeit ist.

Im Kontrast dazu lohnt sich der Blick auf die bisher erlebte längste Wartezeit. Durchschnittlich 106 Tage lang war die längste Wartezeit unter den Thüringern. Bei 80 Tagen liegt dabei der mittlere Wert, und am häufigsten geben die Befragten an, 90 Tage habe ihre bisher erlebte längste Wartezeit betragen.

[2*] Der mittlere Wert oder auch Median ist der Wert, der „genau in der Mitte liegt" und somit die der Größe nach geordnete Datenverteilung in zwei Hälften teilt. Sind es zwei Werte, die die Mitte ergeben, ist der Median das arithmetische Mittel dieser beiden Werte.

[3*] Der Modus ist der am häufigsten genannte Wert in der Datenverteilung.

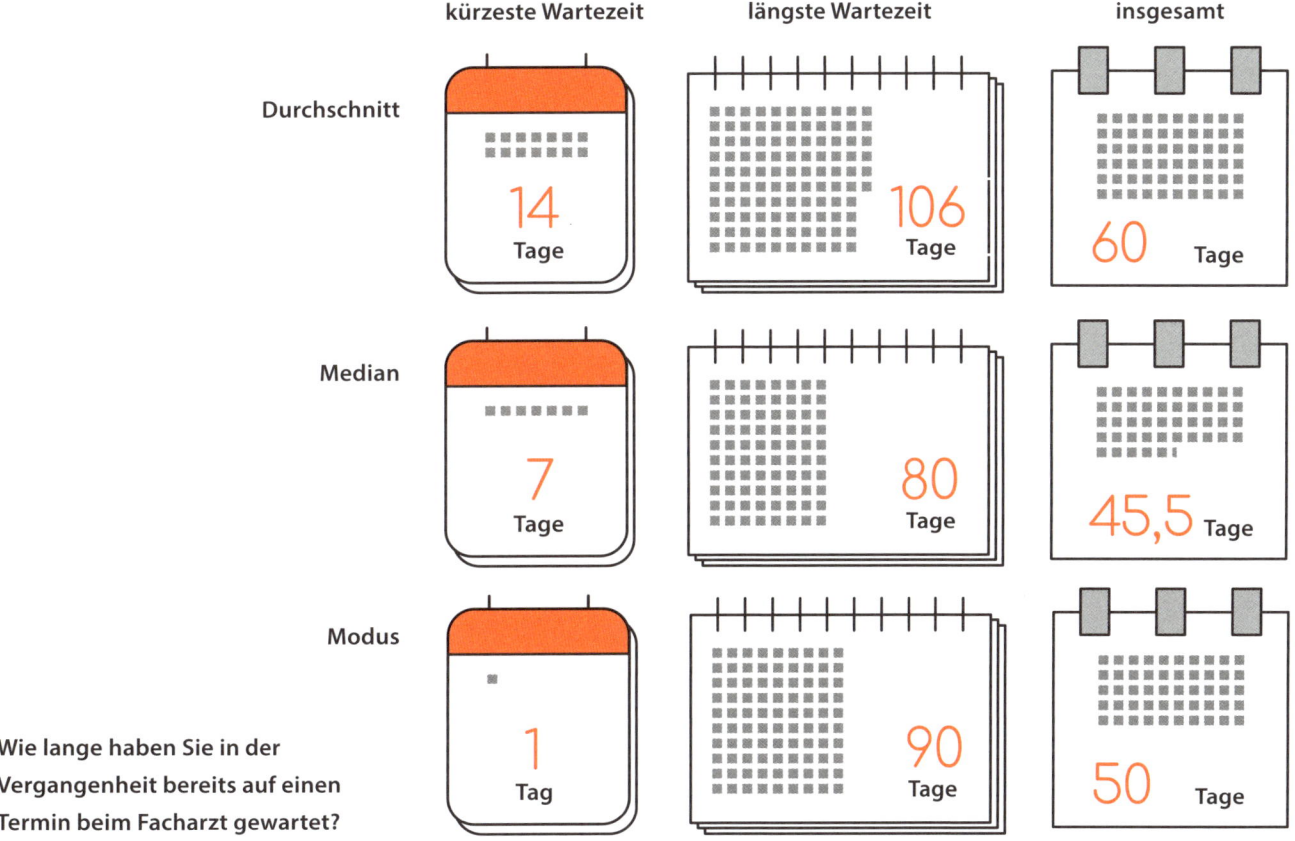

kürzeste Wartezeit längste Wartezeit insgesamt

Durchschnitt

14 Tage 106 Tage 60 Tage

Median

7 Tage 80 Tage 45,5 Tage

Modus

1 Tag 90 Tage 50 Tage

Wie lange haben Sie in der Vergangenheit bereits auf einen Termin beim Facharzt gewartet?

Wie häufig haben Sie in den vergangenen zehn Jahren den Hausarzt gewechselt?

Die deutliche Mehrheit von 51 Prozent der Thüringer hat in den letzten zehn Jahren nie den Hausarzt gewechselt. 34 Prozent taten es einmal, ein Zehntel zwei- bis dreimal, zwei Prozent vier- bis fünfmal und nur ein Prozent mehr als fünfmal.

Männer zeigen sich leicht beständiger in ihrer Hausarztwahl, sie haben ihn häufiger nicht gewechselt als Frauen (53 zu 49 %). Frauen haben dafür häufiger als Männer ein- bis dreimal den Hausarzt gewechselt. Die Anteile für einen häufigeren Wechsel sind nahezu gleich.

Mit dem Alter steigt auch der Anteil derer, die noch nie den Hausarzt gewechselt haben. Tatsächlich haben sogar nur die 18- bis 29-Jährigen mehrheitlich einmal ihren Hausarzt geändert, bereits ab einem Alter von 30 Jahren können die Befragten mehrheitlich sagen, noch nie eine solche Veränderung vorgenommen zu haben.

Im ländlichen Bereich ist ein Hausarztwechsel merklich seltener als im städtischen Bereich. Zwar geben auch die meisten Befragten in der Stadt an, noch nie den Hausarzt gewechselt zu haben, doch ist der Anteil geringer als bei den ländlich lebenden Befragten, und ein häufiger Wechsel von zwei- bis dreimal kommt auch nahezu dreimal so häufig in der Stadt vor wie auf dem Land. Auch ein vier- bis fünfmaliger Wechsel kommt mindestens doppelt so häufig vor.

Ein weiterer Effekt ergibt sich aus dem sozioökonomischen Status. Je höher sich die Menschen dort einschätzen, umso seltener sind sie ihrem Hausarzt in den letzten zehn Jahren treu geblieben. Diejenigen, die sich selbst der Oberschicht zurechnen, haben zudem auffallend oft zwei- bis fünfmal einen Wechsel vorgenommen.

Wie häufig haben Sie in den vergangenen zehn Jahren den Hausarzt gewechselt?

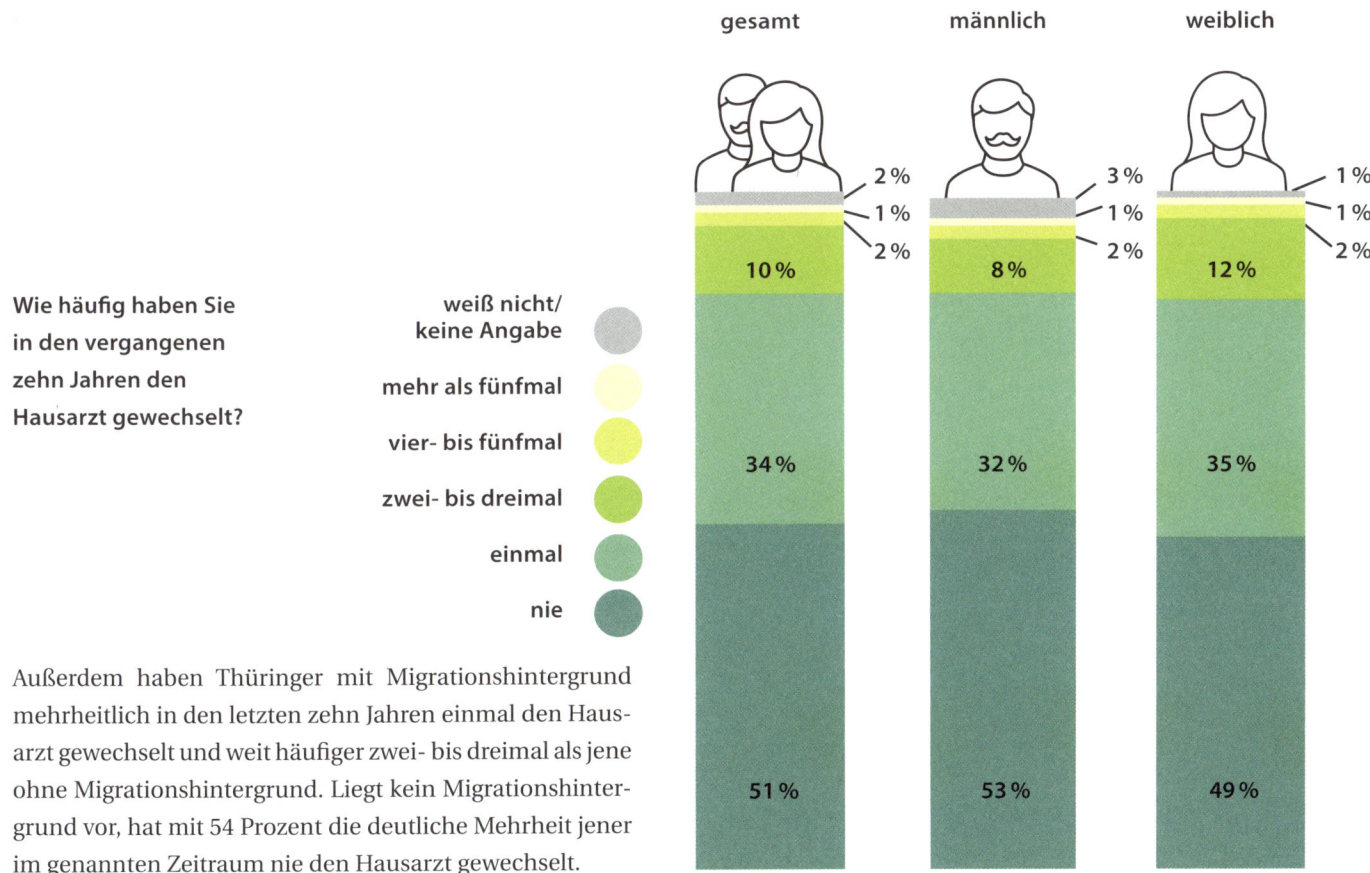

	gesamt	männlich	weiblich
weiß nicht/keine Angabe	2 %	3 %	1 %
mehr als fünfmal	1 %	1 %	1 %
vier- bis fünfmal	2 %	2 %	2 %
zwei- bis dreimal	10 %	8 %	12 %
einmal	34 %	32 %	35 %
nie	51 %	53 %	49 %

Außerdem haben Thüringer mit Migrationshintergrund mehrheitlich in den letzten zehn Jahren einmal den Hausarzt gewechselt und weit häufiger zwei- bis dreimal als jene ohne Migrationshintergrund. Liegt kein Migrationshintergrund vor, hat mit 54 Prozent die deutliche Mehrheit jener im genannten Zeitraum nie den Hausarzt gewechselt.

War (zumindest einmal) der Grund für den Wechsel
Ihre Unzufriedenheit mit dem Hausarzt?

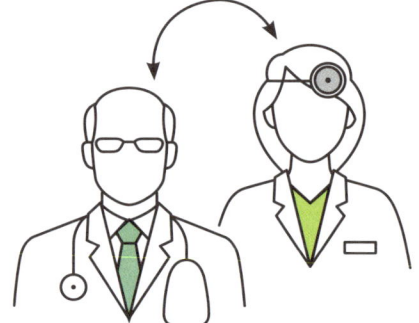

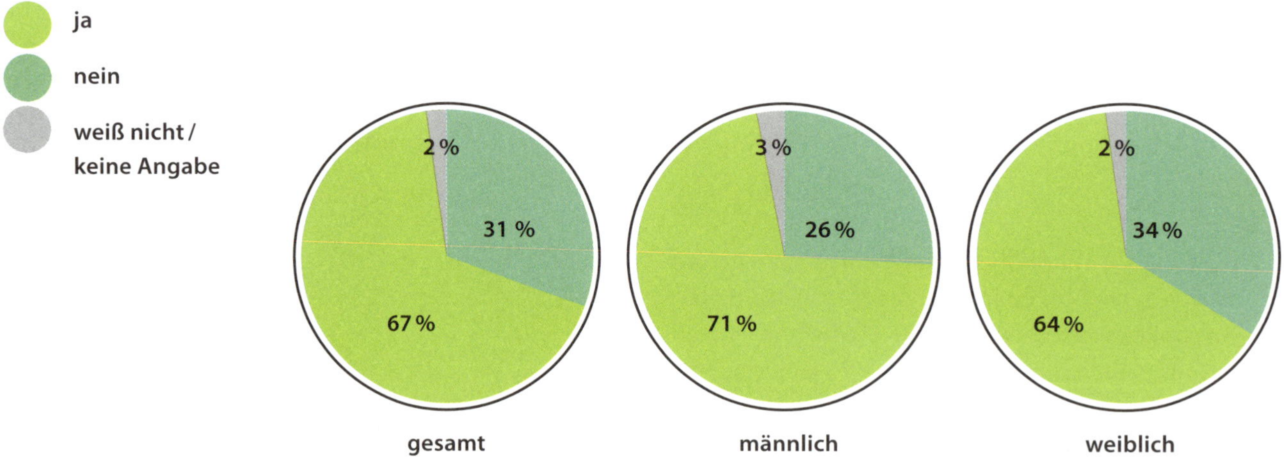

- ja
- nein
- weiß nicht /
  keine Angabe

2 %
31 %
67 %

gesamt

3 %
26 %
71 %

männlich

2 %
34 %
64 %

weiblich

War (zumindest einmal) der Grund für den Wechsel Ihre Unzufriedenheit mit dem Hausarzt?

Von denjenigen, die in den letzten zehn Jahren mindestens einmal den Hausarzt gewechselt haben, können zwei Drittel (genau: 67 %) sagen, dass dies nicht geschah, weil sie mit ihm unzufrieden waren. Nur 31 Prozent führen dies als Grund an. Auffällig ist jedoch, dass Frauen weit häufiger als Männer mindestens einmal aus Unzufriedenheit gewechselt haben, wenn dies auch bei beiden Geschlechtern mehrheitlich nicht die Ursache war.

Vor allem bei den 30- bis 39-Jährigen ist der Anteil der aus Unzufriedenheit Wechselnden mit 46 Prozent auffallend hoch. Zum Vergleich: In den anderen Altersgruppen liegt er zwischen 23 und 30 Prozent. Menschen, die ländlich wohnen, nennen Unzufriedenheit seltener als ihren Grund für den Hausarztwechsel.

Ähnliche Auffälligkeiten zeigen sich bei der Differenzierung nach Haushaltsnettoeinkommen: Hier ist die Unzufriedenheit bei jenen mit 2000 und weniger als 3000 Euro sowie mehr als 4000 Euro besonders starker Wechselgrund (41 bzw. 40 % zu 18–28 %).

Zwei weitere Faktoren verdienen Aufmerksamkeit. Zum einen stellt sich heraus, dass Hausfrauen bzw. -männer im Gegensatz zu allen anderen Erwerbsgruppen mehrheitlich aus Unzufriedenheit ihren Hausarzt gewechselt haben. Zum anderen haben dies auch mehrheitlich Befragte mit Migrationshintergrund getan, während bei jenen ohne Migrationshintergrund andere Gründe überwiegen.

Wie sollten Ihrer Meinung nach Krankenhäuser bzw. Kliniken in Deutschland vorrangig betrieben werden?

Die Hälfte der Thüringer findet, dass Krankenhäuser in Deutschland vorrangig in öffentlicher Trägerschaft betrieben werden sollten. 4 Prozent sähen Krankenhäuser lieber in privater Hand, 30 Prozent präferieren eine annähernd gleiche Teilung zwischen öffentlicher und privater Trägerschaft. 7 Prozent ist es egal.

Erkennbar ist ein unterschiedliches Meinungsbild je nach sozioökonomischen Status. Während Befragte der Oberschicht zu 42 Prozent für öffentliche Trägerschaft sind (Mittel- und Unterschicht: 52–54 %), sind sie zu 17 Prozent für rein private Trägerschaft, wofür lediglich 2–4 Prozent der restlichen Befragten sind. Eine Gleichteilung befürworten 26 Prozent der Oberschichtsbefragten und 30 bis 35 Prozent der Mittel- und Unterschichtsbefragten.

Männer sprechen sich häufiger für die öffentliche Trägerschaft aus, Frauen tendieren öfter zu der Mischung beider Varianten. Das Urteil wird auch durch das Alter der Befragten beeinflusst: Mit diesem steigt auch die Wahrscheinlichkeit, dass sie eher die öffentliche Trägerschaft oder eine Mischform befürworten.

Zwei weitere Effekte werden offenbar. Zunächst zeigt sich, dass Landbewohner gegenüber den Städtern etwas seltener die reine öffentliche Trägerschaft und dafür umso öfter die Mischung aus öffentlicher und privater Trägerschaft bevorzugen. Abschließend bevorzugen Thüringer mit Migrationshintergrund etwas häufiger die Mischform oder den Betrieb in privater Trägerschaft.

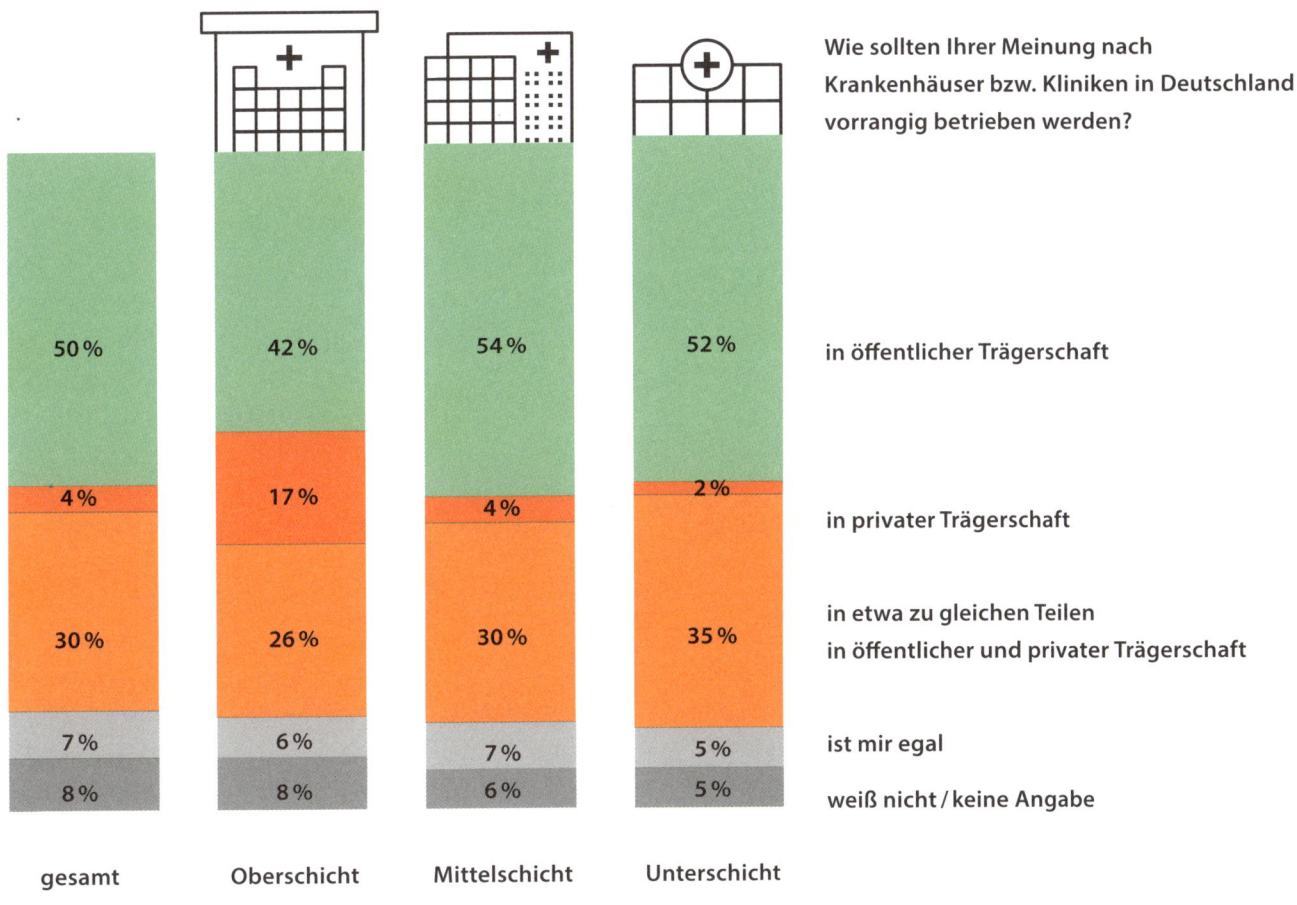

Wie sollten Ihrer Meinung nach Krankenhäuser bzw. Kliniken in Deutschland vorrangig betrieben werden?

	gesamt	Oberschicht	Mittelschicht	Unterschicht	
in öffentlicher Trägerschaft	50 %	42 %	54 %	52 %	
in privater Trägerschaft	4 %	17 %	4 %	2 %	
in etwa zu gleichen Teilen in öffentlicher und privater Trägerschaft	30 %	26 %	30 %	35 %	
ist mir egal	7 %	6 %	7 %	5 %	
weiß nicht / keine Angabe	8 %	8 %	6 %	5 %	

Wie gut oder schlecht waren alles in allem Ihre bisherigen Erfahrungen in deutschen Krankenhäusern?

Neben den Erfahrungen mit den Arztpraxen interessierten auch die Erfahrungen mit deutschen Krankenhäusern und Kliniken genauer.

Die deutschen Krankenhäuser können sich in nahezu allen Bereichen großer Zufriedenheit bei den Thüringern erfreuen. Anders als bei den Erfahrungen mit Arztpraxen gibt es hier keinen Aspekt, der häufiger negativ bewertet wird als positiv. Die „letztplatzierten" Parkplatzregelungen bzw. -gebühren werden von jeweils 41 Prozent positiv und negativ bewertet. Häufiger positiv als negativ, jedoch nicht absolut mehrheitlich positiv haben die Thüringer die Wartezeiten in den Wartebereichen erlebt (45 zu 39 %). Ansonsten werden alle anderen Aspekte von mehr als 50 Prozent positiv bewertet. Angefangen bei der Kompetenz der Ärzte (74 %), kommen die Kompetenz des Pflegepersonals (73 %), die

Verfügbarkeit von Krankenhäusern und Kliniken (73 %), die Freundlichkeit und Aufmerksamkeit der Ärzte (72 %) sowie des Pflegepersonals (71 %), die Besuchsregelungen (72 %), die Erreichbarkeit von Krankenhäusern und Kliniken (72 %) und letztlich die Atmosphäre und Einrichtung (70 %) auf Positivwerte von 70 und mehr Prozent. Gute Erfahrungen mit Behandlungserfolgen haben 67 Prozent gemacht, je 66 Prozent bewerten Erklärungen der Behandlungen bzw. Diagnosen sowie die Zimmerausstattung und Komfort gut, 63 Prozent haben gute Erfahrungen mit der Nachsorge nach Behandlungen gemacht, 57 Prozent mit Informationen über Präventions- und Schutzmaßnahmen sowie jeweils 55 Prozent mit Läden und Dienstleistungen, der Terminvergabe in Krankenhäusern und Kliniken und dem Essen bzw. der Verpflegung.

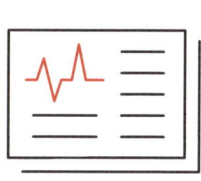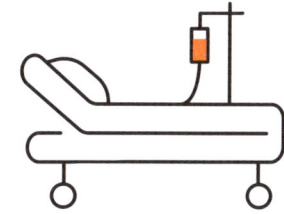

Auch hier ist ein Fokus auf die mittleren Antwortoptionen zu erkennen, der die allgemein positive Bewertung relativiert, aber nicht aufhebt. Auffällig ist zudem im Vergleich zu der Bewertung der Arztpraxen, dass hier die Häufigkeit von denjenigen, die einen Aspekt nicht beurteilen können, weil er nicht auf sie zutrifft (sprich: weil sie damit keine Erfahrungen gemacht haben), höher ist (zum Teil doppelt so hoch). Die allermeisten Befragten können aber die verschiedenen Aspekte von deutschen Krankenhäusern und Kliniken beurteilen.

Dort, wo sich relevante Unterschiede in den Ansichten von Männern und Frauen zeigen, tritt stets der Umstand auf, dass Frauen etwas seltener eine gute Bewertung abgeben, was bei Behandlungserfolgen, Freundlichkeit und Aufmerksamkeit des Pflegepersonals, Informationen über Präventionsmöglichkeiten bzw. Schutzmaßnahmen und Wartezeiten in Wartebereichen besonders zum Tragen kommt.

Altersbedingte Effekte lassen sich insofern feststellen, als in nahezu allen Punkten mit dem Alter auch die Anteile derer steigen, die ihre Erfahrungen als positiv beschreiben. Bei Essen und Verpflegung folgt daraus sogar, dass 18- bis 29-Jährige als einzige Altersgruppe mehrheitlich unzufrieden sind, während sich das Verhältnis schon bei den ab 30-Jährigen umkehrt. Nicht auffällig sind höhere Werte für die Antwortoption „trifft nicht zu/kann ich nicht beurteilen" bei den jüngeren, was verdeutlicht, dass alle Altersgruppen in ähnlichem Ausmaß Erfahrungen mit Krankenhäusern und Kliniken gemacht haben. Mitunter werden auch Urteile abgegeben, ohne selbst Patient gewesen zu sein, was in

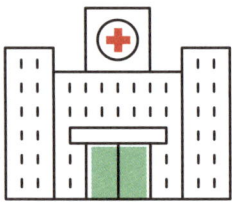

der Erfahrungswelt mit diesen Einrichtungen aber genauso eine Rolle spielt.

Gelegentlich lässt sich beobachten, dass Städter eher zufrieden sind als Landbewohner. Vor allem bei Behandlungserfolgen, Besuchsregelungen, Erklärungen der Behandlungen bzw. Diagnosen, Erreichbarkeit von Krankenhäusern oder Kliniken, der Kompetenz der Ärzte, Nachsorge nach Behandlungen, Verfügbarkeit von Krankenhäusern oder Kliniken sowie Zimmerausstattung und Komfort fällt dies auf. Ausgenommen davon sind die Wartezeiten in Wartebereichen, die eher von Thüringern aus ländlichen Gebieten lobend erwähnt werden.

Effekte durch die Höhe des monatlichen Haushaltsnettoeinkommens sind ebenfalls erkennbar, wenn auch nicht immer gleichgerichtet. So kommt es, dass

Wie gut oder schlecht waren alles in allem Ihre bisherigen Erfahrungen in deutschen Krankenhäusern bzw. Kliniken, bezogen auf die folgenden Aspekte?

🟢 sehr gut

🟢 eher gut

🟠 eher schlecht

🟠 sehr schlecht

⚪ trifft nicht zu/kann ich nicht beurteilen
weiß nicht/ keine Angabe

Kompetenz der Ärzte	23 %	50 %	10 %	2 %	14 %
Kompetenz des Pflegepersonals (z. B. Krankenschwestern bzw. -pfleger)	19 %	54 %	10 %	3 %	14 %
Verfügbarkeit von Krankenhäusern/Kliniken	21 %	51 %	11 %	3 %	13 %
Freundlichkeit und Aufmerksamkeit der Ärzte	21 %	51 %	12 %	4 %	13 %
Besuchsregelungen	24 %	48 %	9 %	4 %	15 %
Erreichbarkeit von Krankenhäusern/Kliniken (ÖPNV, Straßenanbindung etc.)	19 %	52 %	14 %	3 %	12 %

Freundlichkeit und Aufmerksamkeit des Pflegepersonals (z.B. Krankenschwestern bzw. -pfleger)	20 %	51 %	13 %	3 %	13 %
Atmosphäre und Einrichtung	14 %	55 %	15 %	3 %	13 %
Behandlungserfolge	15 %	52 %	16 %	2 %	15 %
Erklärungen der Behandlungen bzw. Diagnosen	18 %	48 %	15 %	4 %	15 %
Zimmerausstattung und Komfort	14 %	52 %	18 %	3 %	13 %
Nachsorge nach Behandlungen	16 %	48 %	16 %	5 %	16 %

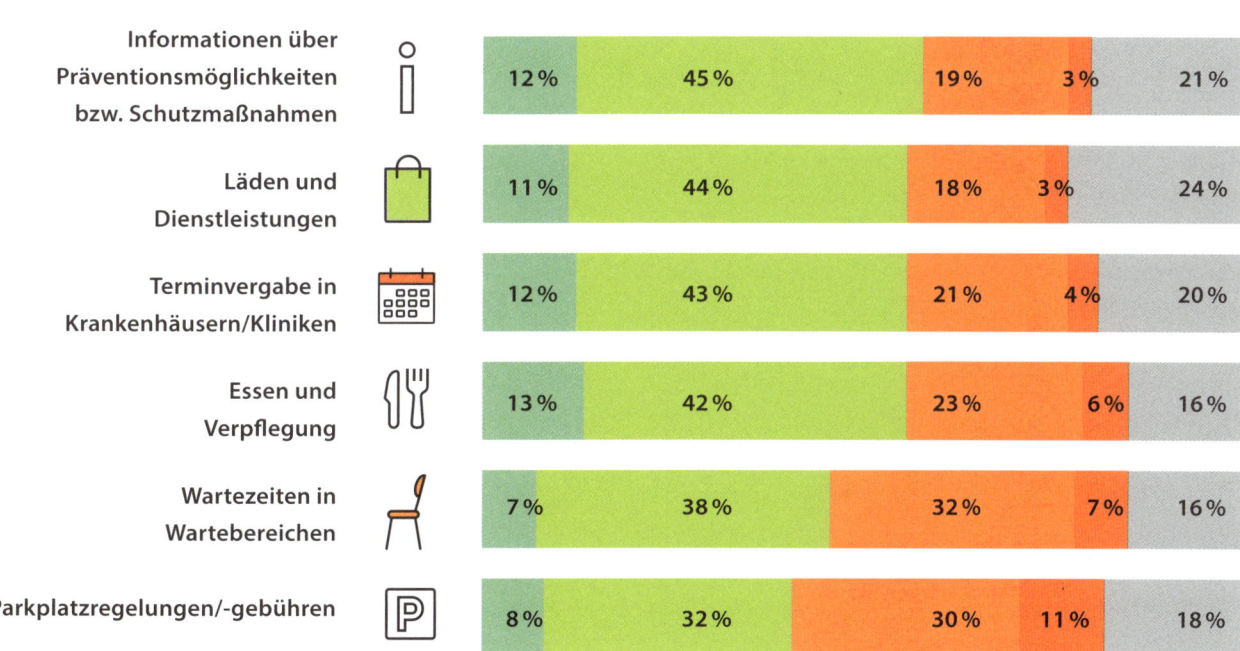

Informationen über Präventionsmöglichkeiten bzw. Schutzmaßnahmen	12 %	45 %	19 %	3 %	21 %
Läden und Dienstleistungen	11 %	44 %	18 %	3 %	24 %
Terminvergabe in Krankenhäusern/Kliniken	12 %	43 %	21 %	4 %	20 %
Essen und Verpflegung	13 %	42 %	23 %	6 %	16 %
Wartezeiten in Wartebereichen	7 %	38 %	32 %	7 %	16 %
Parkplatzregelungen/-gebühren	8 %	32 %	30 %	11 %	18 %

mit höherem Einkommen die Menschen die Atmosphäre und Einrichtung, Behandlungserfolge sowie Informationen über Präventionsmöglichkeiten bzw. Schutzmaßnahmen tendenziell wohlwollender betrachten. Gegenteilig verhält es sich bei den Wartezeiten in Wartebereichen: Mehrheitlich positiv bewerten diese nur jene mit weniger als 2000 Euro – bezogen auf Parkplatzregelungen und -gebühren sogar nur diejenigen mit weniger als 1000 Euro. Tendenziell sinken die Häufigkeiten von guten Erfahrungen auch mit der Schichtzugehörigkeit. Befragte der Unterschicht bewerten die verschiedenen Aspekte seltener positiv als diejenigen der Mittelschicht, die wiederum seltener positive Bewertungen abgeben als die Befragten, die sich der Oberschicht zuordnen.

Befragte in einer festen Partnerschaft (die jedoch nicht verheiratet sind oder in einer eingetragenen Partnerschaft leben) sind merklich weniger häufig zufrieden mit den Besuchsregelungen als andere Gruppen.

Der Effekt des Migrationshintergrundes ist auch hier erwähnenswert. Thüringer mit einem solchen offenbaren in einigen Punkten eine eher kritischere Haltung als jene ohne, so bei Atmosphäre und Einrichtung, Besuchsregelungen, Erklärungen der Behandlungen bzw. Diagnosen, Freundlichkeit und Aufmerksamkeit der Ärzte, Kompetenz des Pflegepersonals, Läden und Dienstleistungen, Nachsorge nach Behandlungen, Verfügbarkeit von Krankenhäusern und Kliniken sowie Zimmerausstattung und Komfort. Umgekehrt wird die Parkplatzsituation von ihnen etwas besser beurteilt.

Krankenhäuser in Thüringen – Erfolgsgeschichte und Herausforderung für die Zukunft

Mit 3,5 Milliarden Euro wurden marode Klinken aus DDR-Zeiten nach der Wende saniert und modernisiert sowie viele Häuser neu gebaut

Von Hanno Müller

Es ist ein beeindruckendes Zeugnis, dass dieses Jahrbuch den Krankenhäusern in Thüringen ausstellt. Eine überwiegende Mehrheit der befragten Thüringer ist mit Leistungen und Qualität zufrieden. Die Kompetenz von Ärzten und Pflegepersonal, die Verfügbarkeit und Erreichbarkeit von Krankenhäusern und Kliniken in den Regionen, Freundlichkeit und Aufmerksamkeit, die Besuchsregeln oder Atmosphäre und Einrichtung kommen jeweils auf Positivwerte von 70 und mehr Prozent.

Das ist kein Zufall, sondern auch eine Folge von gigantischen Investitionen in die Kliniklandschaft seit 1990. Nach jahrzehntelanger Vernachlässigung von Bausubstanz und Ausstattung waren viele ostdeutsche Kliniken zur Wendezeit in einem beklagenswerten Zustand. 1989 lag das Durchschnittsalter der Krankenhaus-Bausubstanz bei 60 Jahren. Die DDR baute nur wenige Häuser neu und fuhr die alten vielerorts auf Verschleiß. Die Bettenauslastung war von 1966 bis 1988 von 81 auf 75 Prozent gesunken. Medizinische Einrichtungen litten unter der Flucht vieler Ärzte und Fachschwestern in den Westen und generell chronischem Arbeitskräftemangel,

was auch an der schlechten Bezahlung der 400.000 Beschäftigten im Gesundheitswesen lag, konstatiert der DDR-Forscher Klaus Schröder in seiner „Geschichte der SED". Auch in Thüringen verteilten sich einzelne Häuser über mehrere Standorte, es herrschte Platzmangel, Hygiene und Brandschutz waren mangelhaft. Berechnet wurde ein Investitionsbedarf in Milliardenhöhe. Bund, Länder und Krankenkassen legten seinerzeit ein Krankenhausinvestitionsprogramm auf. Allein in Thüringen flossen so bis 2015 sage und schreibe 3,5 Milliarden Euro in die Modernisierung der stationären Betreuung. Den Löwenanteil stemmte das Land. Beträchtliche Mittel kamen nicht zuletzt von den neuen und alten Krankenhausträgern.

Kliniken wurden saniert, erweitert oder neu gebaut

Der so finanzierte Wandel von Thüringens Kliniklandschaft ist mehr als beeindruckend. Nahezu alle Häuser wurden von Grund auf saniert, viele erweitert und ergänzt oder ganz und gar neu auf die grüne Wiese gebaut. Modernste Fachabteilungen und Hightech-Bereiche sorgen für optimale Behandlungs- und Heilungsbedingungen. Das zeigt sich nicht zuletzt an den Behandlungszahlen, die seit 1993 im stationären Bereich um gut ein Drittel gestiegen sind. 2018 wurden in den aktuell 43 Kliniken 588.871 Patienten vollstationär behandelt. Mehr als die Hälfte der vollstationär entlassenen Patienten war 60 Jahre und älter.

Neben ihrer medizinischen Funktionalität und Kompetenz setzen viele Häuser auch architektonische Achtungszeichen. Dazu einige Beispiele: Das neu gebaute Robert-Koch-Krankenhaus in Apolda, entstanden auf einer ehemaligen Obstplantage, ersetzt drei ehemals über die Stadt verteilte Pflegeeinrichtungen und glänzt sowohl mit seiner außergewöhnlichen Farbgestaltung als auch mit einem hellen Lichthof aus Glas und schlanken Säulen. Die Zentralklinik in Bad Berka, die 2020 vom Krankenhausträger Rhön zu Asklepios wechselte, erhielt neben neuen intensivmedizinischen und Operationsbereichen zwei gigantische, mit Glas überdachte Felsengärten mit tropisch anmutender immergrüner Vegetation. Die frühere Medizinische Akademie in Er-

furt, heute Helios-Klinikum und einer der größten Krankenhauskomplexe in Deutschland, wurde um ein ganzes Gebäudeensemble unter anderem für Chirurgie, Innere Medizin und Strahlenklinik erweitert.

Im Kreiskrankenhaus Ilmenau mit einer fast 200-jährigen Geschichte ergänzt eine komplett neue Pflegestation das Behandlungsangebot. Komplett neu ist auch das Universitätsklinikum in Jena-Lobeda mit einer lichtdurchfluteten Klinikstraße aus Stahl und Glas. Klinikneubauten entstanden in Meiningen, Waltershausen-Friedrichroda, Gotha, Meiningen, Nordhausen und Weimar. Um Funktionsbereiche und Bettenhäuser ergänzte oder erweiterte Altbauten finden sich unter anderem in Saalfeld-Rudolstadt, Reifenstein (Eichsfeld-Klinikum) oder Schleiz. Das Evangelische Fachkrankenhaus für Atemwegserkrankungen in Neustadt ist schließlich ein Beispiel dafür, wie ein historischer Fachwerkbau saniert und durch eine baulich behutsame Erweiterung um einen Betten- und Therapietrakt behandlungs- und patientengerecht angepasst wurde.

Die Folgen des gigantischen Aufbauprogramms zeigen sich nicht nur in den für dieses Jahrbuch gemessenen

Zufriedenheitswerten, sondern auch in positiven Auswirkungen auf den Gesundheitszustand insgesamt. 2019 hat das RKI einen Bericht über die Gesundheit der Deutschen 30 Jahre nach dem Mauerfall vorgelegt. Den vorgestellten Ergebnissen zufolge unterschied sich die gesundheitliche Situation in den neuen und alten Bundesländern kurz nach der Wiedervereinigung in vielen Bereichen. Nach drei Jahrzehnten gemeinsamer Entwicklung könne in vielen Fällen eine Annäherung, zum Teil sogar eine Angleichung der Ost-West-Unterschiede in der Gesundheit beobachtet werden. Konstatiert wird, dass sich diese Annäherung oftmals schon in den ersten 10 bis 15 Jahren nach der Wiedervereinigung vollzog und positiven Entwicklungen zuzuschreiben ist, die sich in Ostdeutschland schneller vollzogen als in Westdeutschland. Beispiele hierfür sind der Anstieg der mittleren Lebenserwartung und der Rückgang der Herz-Kreislauf-Mortalität. Großen Anteil hat daran natürlich auch der ambulante Bereich mit derzeit rund 4200 niedergelassenen Praxisärzten und Psychotherapeuten.

Dass die Lücke in der Lebenserwartung zwischen den neuen und den alten Bundesländern sich zwar deutlich verringert hat, aber immer noch vorhanden ist, wird dabei auch der Alterung der Gesellschaft zugeschrieben. Zu Zeiten der Wiedervereinigung wiesen die neuen Bundesländer die jüngsten Altersstrukturen auf. Mittlerweile gehören sie laut RKI demografisch zu den ältesten Ländern. Thüringen rangiert dabei unter den Ländern mit dem höchsten Anteil Älterer an der Gesamtbevölkerung. Viele von ihnen leben auf dem Land.

Finanzierung der Kliniken muss reformiert werden

Nicht zuletzt deshalb werden auch künftig gute Kliniken gebraucht, die sich zudem den besonderen Herausforderungen einer Medizin für Ältere stellen. Da sind es keine guten Nachrichten, wenn in letzter Zeit vor allem kleinere Kliniken auf dem Land Schwierigkeiten melden, ihren Betrieb aufrechtzuerhalten. Neben Personalproblemen geht es nicht zuletzt weiter ums Geld. Finanziert werden Kliniken aus zwei Töpfen – durch die Vergütungen für Behandlungen durch die Krankenkassen und durch die Investitionsförderung vom Land. Letztere wurde nach 2012 drastisch gesenkt und steigt seitdem nur langsam wieder an. Krankenhäuser und Krankenkassen fordern 120 bis 150 Millionen Euro, auch um – wie sie sagen – das Geschaffene nicht durch erneute Vernachlässigung wieder zu gefährden.

Das findet auch Michael Lorenz. Viele Jahre war er Chef der Thüringer Landeskrankenhausgesellschaft und am Aufbau der neuen Krankenhauslandschaft beteiligt. Heute ist er Lehrbeauftragter an der Dualen Hochschule Gera/Eisenach und unterrichtet angehende Krankenhausmanager im Fach Krankenhausfinanzierung. „Grundsätzlich müssen sich Krankenhäuser aus den Behandlungserlösen und aus den Investitionsmitteln selbst finanzieren. Letztere reichen aktuell nicht aus. Nötig wäre mindestens das Doppelte", sagt Lorenz. Gefordert sieht er allerdings auch die Klinikverantwortlichen. In Schieflage gerieten Krankenhäuser nicht zuletzt durch Doppelstrukturen oder Personalengpässe. Betriebsgröße und Fachabteilungsstruktur müssten sich nach Patientenzahlen und vorhandenem Fachpersonal richten. Alternativen könnten die Schließung unwirtschaftlicher Fachabteilungen oder Fusionen mit anderen Krankenhäusern in einer Region sein.

Ins gleiche Horn bläst die Techniker-Krankenkasse, wenn sie vor dem Hintergrund der demografischen Entwicklung und der Fachkräftewirklichkeit eine bessere Verzahnung von ambulanter und stationärer Versorgung sowie mehr Spezialisierungen und Kooperationen fordert. Das Land will die Klinikfinanzierung insgesamt völlig neu aufstellen und fordert mehr Engagement durch den Bund.

Patienten sollen sich fühlen wie Hotelgäste

Ungeachtet solcher Diskussionen wachsen die Thüringer Kliniken in der Corona-Pandemie einmal mehr über sich hinaus. Intensivstationen werden aufgestockt, ganze Abteilungen an die neuen Bedingungen angepasst. In einem speziellen Register sind alle Intensivbetten im Freistaat erfasst. Ein Landes-Pandemiekonzept unterteilt die Häuser in Level und organisiert das Zusammenspiel. Gemeinsam mit den niedergelassenen Kollegen sind Ärzteschaft, Pflegekräfte und technisches Personal ein Garant dafür, dass Thüringen bislang vergleichsweise glimpflich durch die Krise kommt.

Wie viel Aufbruch weiter möglich ist, zeigt im Spätsommer 2020 das Waldkrankenkaus „Rudolf Elle" in Eisenberg. Hauptgesellschafter des Kreiskrankenhauses ist der Saale-Holzland-Kreis, Mindergesellschafter die Uniklinik Jena. Als Orthopädische Klinik der Friedrich-Schiller-Universität genießt die Eisenberger Klinik auch überregional hohes Ansehen. Im „FAZ"-Ranking der Häuser mit 150 bis 300 Betten nimmt sie seit Jahren den Spitzenplatz ein. Schon in der ersten Aufbauphase nach der Wende entstand hier ein Funktionsneubau für knapp 30 Millionen Euro. 2020 kommt, Corona zum Trotz, ein weiterer Neubau dazu, der sowohl architektonisch als auch konzeptionell Maßstäbe setzt. Im 360-Grad-Rundling mit einer symbolisch für das umliegende Holzland stehenden Holzfassade sollen sich Patienten weniger wie in einem Krankenhaus und mehr wie in einem Hotel fühlen.

Der kreisförmige Grundriss ermöglicht von jedem Zimmer aus den Blick in die umliegende Natur.

Gekostet hat das Vorzeigeprojekt mehr als 62 Millionen Euro, weit über 50 Millionen kommen vom Land. Vor Ort gibt man sich entsprechend selbstbewusst. Während anderswo kommunale Krankenhäuser in die roten Zahlen gerieten, schlössen oder aufgekauft würden, schreibe man in Eisenberg in öffentlicher Hand in einer strukturschwachen Region eine Erfolgsgeschichte und trete den Beweis an, dass eine schwarze Null weiter möglich ist.

Krankenkasse und Versicherung

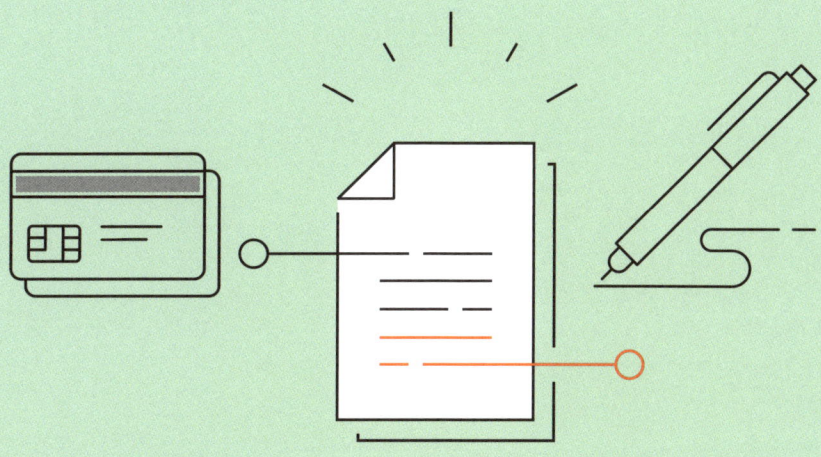

Wie zufrieden oder unzufrieden sind Sie mit den folgenden Aspekten Ihrer Krankenkasse?

Neben der Haltung der eigenen Gesundheit, den Erfahrungen mit dem deutschen Gesundheitssystem und der Haltung dazu spielen beim Thema Gesundheit auch die Krankenkasse und das Thema der Krankenversicherung eine wichtige Rolle. Dies wurde im Zuge der Umfrage auch genauer betrachtet.

Alles in allem gilt, dass die Thüringer mit ihren Krankenkassen in sämtlichen genannten Belangen mehrheitlich sehr oder eher zufrieden sind. Vor allem die Freundlichkeit und Aufmerksamkeit der Sachbearbeiter bzw. Berater sowie deren Kompetenz (80 u. 75 %) und der Leistungsumfang der Basisversicherung (76 %) werden besonders gut bewertet. Mit der Schnelligkeit der Bearbeitung von Anfragen und Anträgen sind 73 Prozent zufrieden. 69 Prozent haben kein Problem mit der Verfügbarkeit und Erreichbarkeit von Geschäfts-

stellen und Filialen. Weniger wohlwollend, wenn auch trotzdem mehrheitlich positiv, betrachten die Thüringer die Bewilligung von Zuschüssen (59 %), Bonusprogramme (58 %) und das Angebot an Zusatzversicherungen (56 %).

Diese letzten drei Punkte (Bewilligung von Zuschüssen, Bonusprogramme, Angebot an Zusatzversicherungen) können von 11 bis 17 Prozent nicht beurteilt werden. Mit den anderen Aspekten hatten jeweils mindestens 90 Prozent Kontakt. Auch in dieser Frage tendieren die Antworten in die Mitte zu den „Eher"-Optionen.

Männer sind mit der Kompetenz der Sachbearbeiter bzw. Berater zufriedener als Frauen, auch mit dem Angebot an Zusatzversicherungen. Ansonsten gibt es kaum Unterschiede zwischen den Geschlechtern. Personen mit Kindern unter 18 Jahren im Haushalt sind etwas zufriedener mit den Bonusprogrammen als diejenigen ohne.

Auffällig ist, dass in vielen Bereichen mit dem Alter auch die Anteile derer steigen, die den Krankenkassen für die einzelnen Punkte ein gutes Zeugnis ausstellen. Die ist bei der Freundlichkeit und Aufmerksamkeit der Sachbearbeiter bzw. Berater, der Kompetenz der Sachbearbeiter bzw. Berater, dem Leistungsumfang der Basisversicherung sowie der Schnelligkeit der Bearbeitung von Anfragen und Anträgen der Fall.

Aber auch die Wohnumgebung hat erheblichen Einfluss auf die wahrgenommene Qualität der Krankenkassen. Es ist zu beobachten, dass die Bewohner aus ländlichen Gegenden bei dem Angebot an Zusatzversicherungen, der Bewilligung von Zuschüssen, der Kompetenz der Sachbearbeiter bzw. Berater, dem Leis-

Wie zufrieden oder unzufrieden sind Sie mit den folgenden Aspekten Ihrer Krankenkasse?

sehr zufrieden

eher zufrieden

eher unzufrieden

sehr unzufrieden

trifft nicht zu/kann ich nicht beurteilen
weiß nicht/keine Angabe

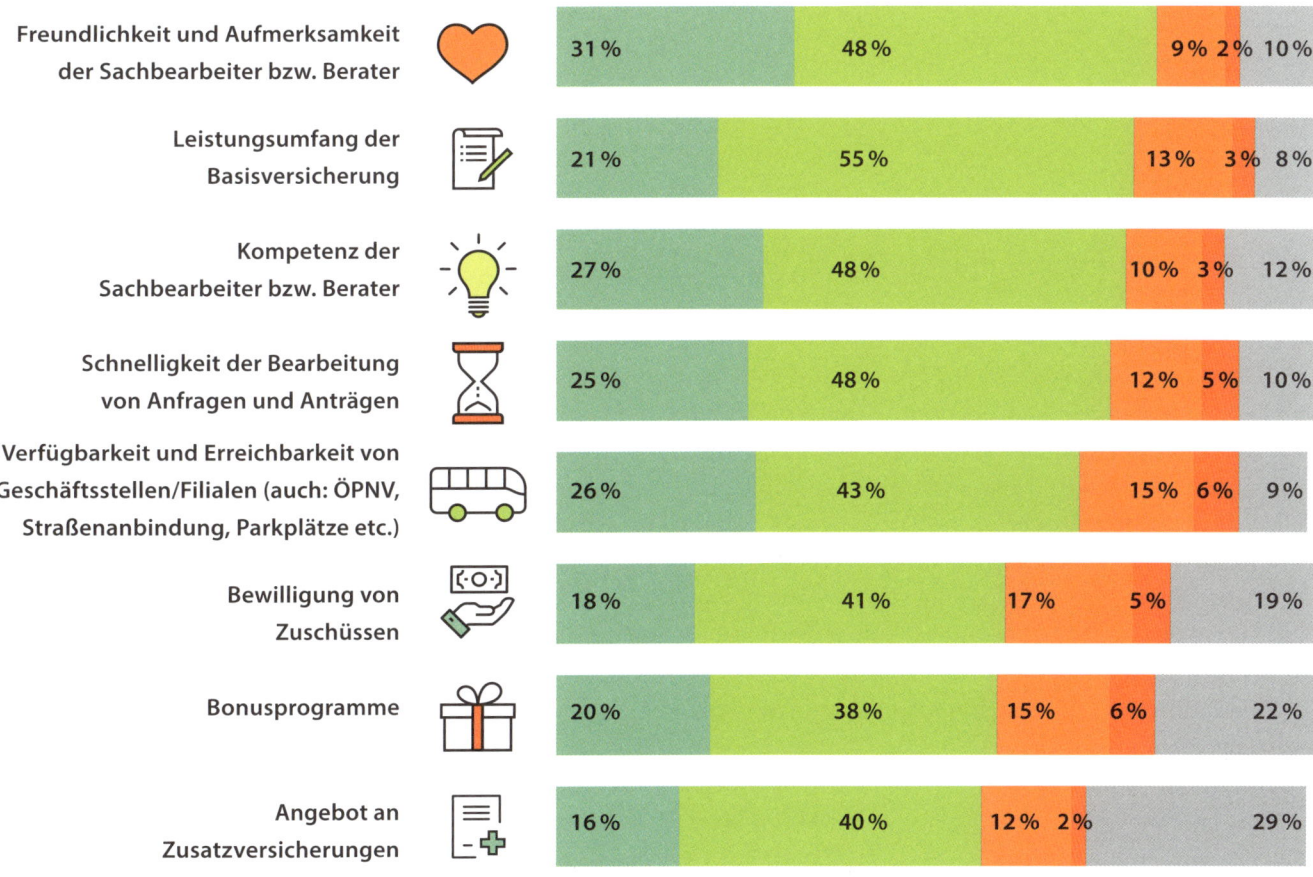

Freundlichkeit und Aufmerksamkeit der Sachbearbeiter bzw. Berater	31 %	48 %	9 % 2 %	10 %
Leistungsumfang der Basisversicherung	21 %	55 %	13 % 3 %	8 %
Kompetenz der Sachbearbeiter bzw. Berater	27 %	48 %	10 % 3 %	12 %
Schnelligkeit der Bearbeitung von Anfragen und Anträgen	25 %	48 %	12 % 5 %	10 %
Verfügbarkeit und Erreichbarkeit von Geschäftsstellen/Filialen (auch: ÖPNV, Straßenanbindung, Parkplätze etc.)	26 %	43 %	15 % 6 %	9 %
Bewilligung von Zuschüssen	18 %	41 %	17 % 5 %	19 %
Bonusprogramme	20 %	38 %	15 % 6 %	22 %
Angebot an Zusatzversicherungen	16 %	40 %	12 % 2 %	29 %

 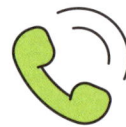

tungsumfang der Basisversicherung und insbesondere der Verfügbarkeit und Erreichbarkeit von Geschäftsstellen und Filialen merklich unzufriedener sind als Städter. Einzig bei der Schnelligkeit der Bearbeitung von Anfragen und Anträgen sind die ländlich lebenden Befragten häufiger zufrieden als die urban wohnenden, jedoch nur minimal.

Nicht zu vernachlässigen ist auch der sozioökonomische Status der Befragten. Es ergibt sich nämlich der Umstand, dass jene, die sich der Unterschicht zurechnen, ihre Krankenkassen bei dem Angebot an Zusatzversicherungen, den Bonusprogrammen, dem Leistungsumfang der Basisversicherung und der Schnelligkeit der Bearbeitung von Anfragen und Anträgen weitaus negativer beurteilen als Angehörige der Mittel- oder Oberschicht.

Als letztem Merkmal sollte man dem Migrationshintergrund Beachtung schenken. Es ließ sich feststellen, dass Thüringer, bei denen ein solcher vorhanden ist, bei dem Angebot an Zusatzversicherungen, der Bewilligung von Zuschüssen, den Bonusprogrammen, der Kompetenz der Sachbearbeiter bzw. Berater und der Verfügbarkeit und Erreichbarkeit von Geschäftsstellen oder Filialen zufriedener sind als Befragte ohne Migrationshintergrund, jedoch bei der Freundlichkeit und Aufmerksamkeit der Sachbearbeiter bzw. Berater schlechtere Erfahrungen gemacht haben.

Welche zusätzlichen Gesundheitsleistungen wünschen Sie sich von Ihrer Krankenkasse?

Zunächst kann man festhalten, dass 22 Prozent sich keine weiteren zusätzlichen Gesundheitsleistungen von ihrer Krankenkasse wünschen. 27 Prozent haben Vorschläge unterbreitet.

Dabei wird am häufigsten der Wunsch nach Heilpraktikern oder alternativen Behandlungsmethoden sowie Osteopathie (20 %) und nach Vorsorgekursen, Kuren bzw. Reha und Physiotherapie (18 %) geäußert. Am seltensten kommen die Thüringer auf die Kostenübernahme für Vorsorgeuntersuchungen (zum Beispiel bei Schwangerschaft) oder Sportaktivitäten bzw. -kurse oder Fitnessstudio zu sprechen (5–7 %). 6 bis 17 Prozent führen Leistungen bei Brillen bzw. Kontaktlinsen, Zahnvorsorge bzw. -reinigung, Zahnersatz bzw. Zahnimplantaten, Zahnfüllungen oder Zahnspangen, Medikamenten, Hausapotheken oder Nahrungsergänzungsmittel sowie Krankentransport, Fahrtkosten oder Krankenhausaufenthalten an.

Frauen präferieren dabei eher die Übernahme von Heilpraktikern, Vorsorgekursen und Medikamenten, Männer haben öfter den Wunsch nach der finanziellen Förderung von Brillen, Zahnvorsorge, Zahnersatz und Vorsorgeuntersuchungen.

Mit dem Alter verschieben sich auch die Wünsche. So zählen die Jüngsten vor allem Zahnvorsorge und Zahnersatz auf, die 30- bis 39-Jährigen vor allen anderen die Zahnvorsorge, 40- bis 49-Jährige die Vorsorgekurse, 50- bis 59-Jährige Brillen und schlussendlich die Ältesten die Heilpraktiker.

Zwei weitere Ausprägungen sollten nicht unerwähnt bleiben: die Wohnumgebung und das Einkommen. So wünschen sich Landbewohner häufiger als

Welche zusätzlichen Gesundheitsleistungen (Kostenübernahme) wünschen Sie sich von Ihrer Krankenkasse?

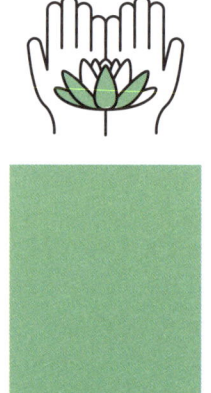

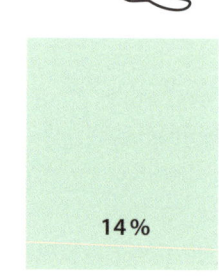

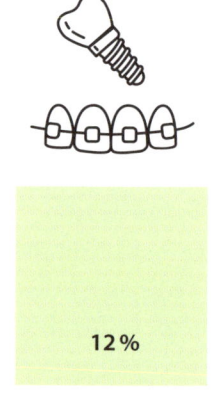

20 %

18 %

16 %

14 %

12 %

- **Heilpraktiker**
- **alternative Behandlungsmethoden**
- **Osteopathie**
- **Vorsorgekurse**

- **Kur/Reha**
- **Physiotherapie**

- **Brillen**
- **Kontaktlinsen**

- **Zahnvorsorge**
- **Zahnreinigung**

- **Zahnersatz**
- **Zahnimplantate**
- **Zahnfüllungen**
- **Zahnspangen**

zusätzliche Gesundheitsleistungen Heilpraktiker, Zahnvorsorge und Medikamente, Städter hingegen Brillen und Zahnersatz. Mit dem Haushaltsnettoeinkommen ändern sich auch die Wünsche, sodass Thüringer mit weniger als 1000 Euro eher Vorsorgekurse nennen, diejenigen mit 1000 bis weniger als 3000 Euro Heilpraktiker, jene mit 3000 bis weniger als 4000 Euro die Zahnvorsorge, und ab einem Haushaltsnettoeinkommen von mindestens 4000 Euro überwiegt deutlich der Wunsch nach Kostenübernahme von Brillen.

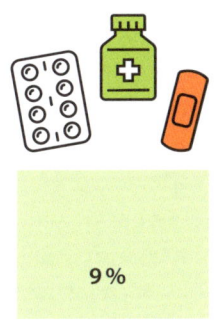

9 %

- **Medikamente**
- **Hausapotheke**
- **Nahrungsergänzungsmittel**

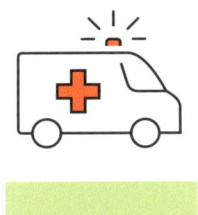

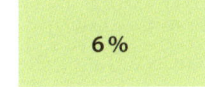

6 %

- **Krankentransport**
- **Fahrtkosten**
- **Krankenhausaufenthalt**

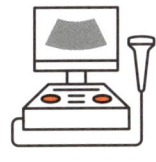

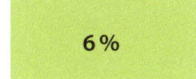

6 %

- **Vorsorgeuntersuchungen (z. B. bei Schwangerschaft)**

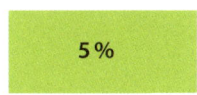

5 %

- **Sportaktivitäten**
- **Sportkurse**
- **Fitnessstudio**

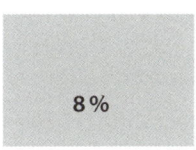

8 %

- **Sonstiges**

Für wie sinnvoll oder sinnlos halten Sie für sich persönlich eine Krankenzusatzversicherung?

Während durchaus mehrheitliche Zufriedenheit mit dem Angebot an Zusatzversicherungen herrscht, hält eine knappe Mehrheit von 42 Prozent der thüringischen Bevölkerung Krankenzusatzversicherungen für sich selbst für eher oder sehr sinnlos. 38 Prozent sind von deren Nutzen eher oder sehr überzeugt. Sehr sinnvoll findet sie ein Zehntel, sehr sinnlos sind sie für 14 Prozent. 20 Prozent wissen nicht, wie sie dazu stehen.

Die Skepsis ist mit dem Alter tendenziell zunehmend vorhanden. Halten Befragte zwischen 18 und 39 Jahren Krankenzusatzversicherungen noch mehrheitlich für sinnvoll (51–49 zu 27–31 %), kehrt sich dieses Verhältnis bei den 40- bis 49-Jährigen ins Gegenteil um (38 zu 43 %) und ist bei den ab 60-Jährigen noch stärker ausgeprägt (28 zu 51 %). Bei den 50- bis 59-Jährigen hingegen sind mehr Personen der Meinung, dass eine

Krankenzusatzversicherung für sie sinnvoll ist, als dass sie meinen, sie sei sinnlos (44 zu 39 %).

Ähnliches lässt sich auch bei der Differenzierung nach Wohnumgebung beobachten: Landbewohner sind den Zusatzversicherungen gegenüber mehrheitlich negativ, Stadtbewohner im Gegenteil eher positiv eingestellt.

Darüber hinaus spielt auch das vorhandene Einkommen eine gewichtige Rolle: Erst ab einem monatlichen Haushaltsnettoeinkommen von 4000 Euro oder mehr sind die Befragten mehrheitlich vom Nutzen einer Krankenzusatzversicherung überzeugt. Damit einher geht auch der Unterschied nach sozioökonomischem Status: Einzig sich der Oberschicht Zurechnende halten solche Versicherungen für sinnvoll. Weder in der Mittel- noch in der Unterschicht teilt man diese Ansicht.

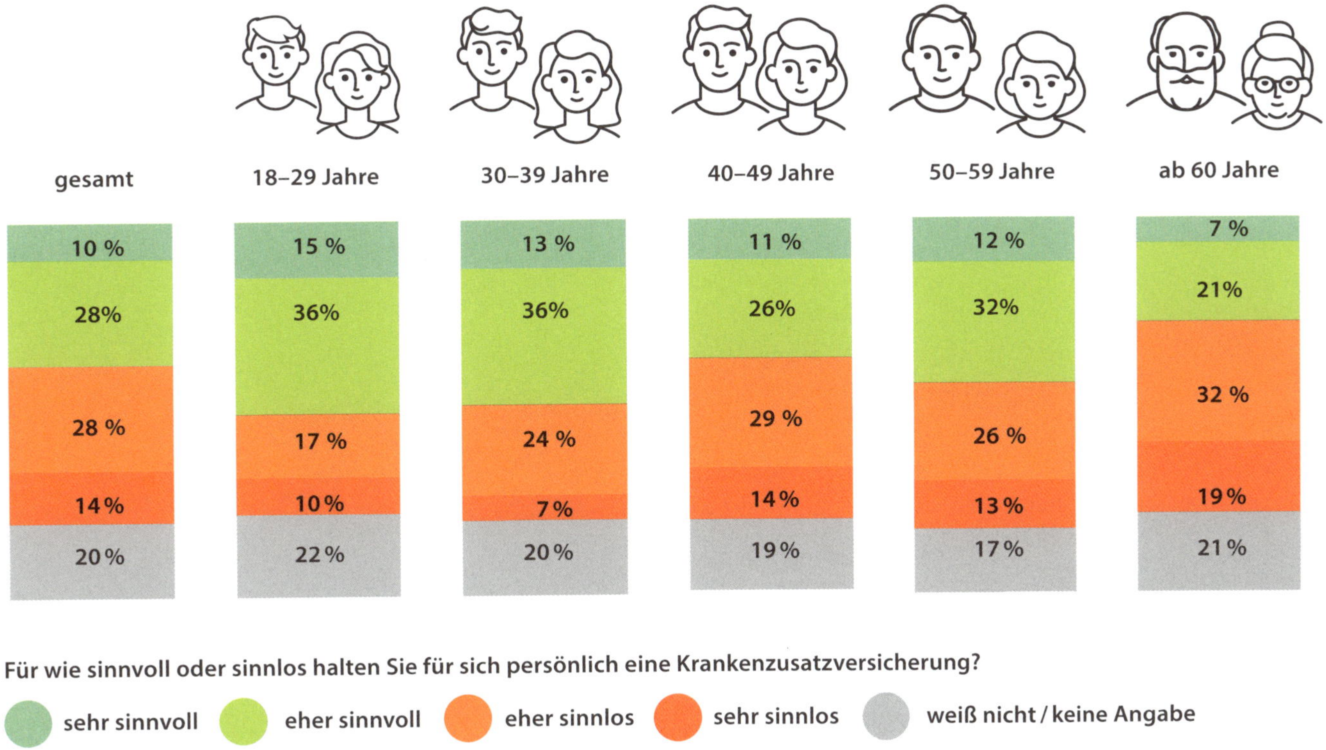

	gesamt	18–29 Jahre	30–39 Jahre	40–49 Jahre	50–59 Jahre	ab 60 Jahre
sehr sinnvoll	10 %	15 %	13 %	11 %	12 %	7 %
eher sinnvoll	28 %	36 %	36 %	26 %	32 %	21 %
eher sinnlos	28 %	17 %	24 %	29 %	26 %	32 %
sehr sinnlos	14 %	10 %	7 %	14 %	13 %	19 %
weiß nicht / keine Angabe	20 %	22 %	20 %	19 %	17 %	21 %

Für wie sinnvoll oder sinnlos halten Sie für sich persönlich eine Krankenzusatzversicherung?

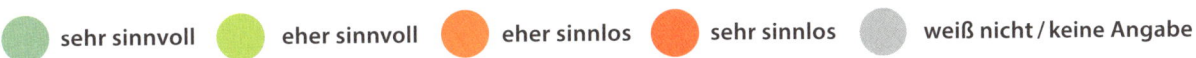

sehr sinnvoll   eher sinnvoll   eher sinnlos   sehr sinnlos   weiß nicht / keine Angabe

Zusätzlich macht sich die Anzahl der Kinder bemerkbar: Nur Kinderlose glauben mehrheitlich, dass Krankenzusatzversicherungen sinnvoll sind, und mit wachsender Kinderzahl steigt auch die Skepsis. Letztlich sollte man noch die Unterschiede nach Migrationshintergrund betrachten: So einer vorhanden ist, sind diese absolut vom Nutzen der Zusatzversicherungen überzeugt. Bei Personen ohne Migrationshintergrund verkehrt sich dieses Verhältnis ins Gegenteil.

Coronavirus

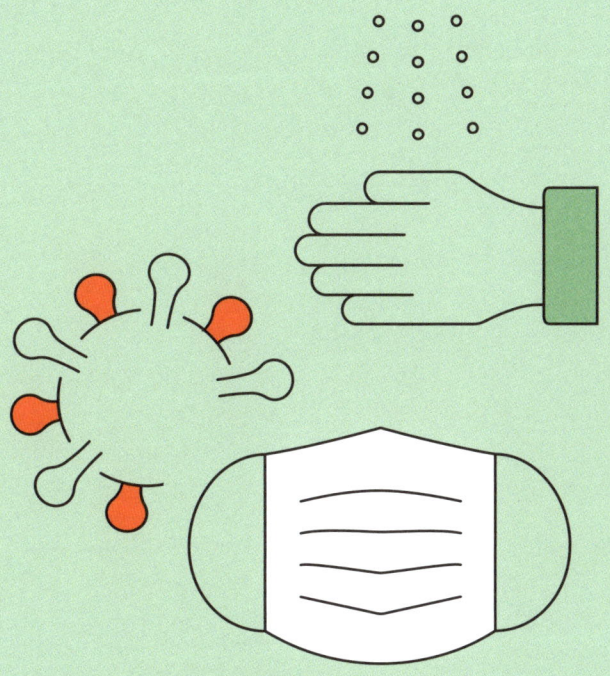

Sind bzw. waren Sie oder Personen in Ihrem engeren Umfeld an dem Coronavirus erkrankt?

Das Gesundheitsthema kann in diesem Jahr nicht demoskopisch behandelt werden, ohne die Corona-Krise anzusprechen. Zuerst war interessant zu erfahren, inwiefern die Thüringer laut Eigenaussage vom Coronavirus an sich betroffen waren.

Die überwältigende Mehrheit von 92 Prozent der Thüringer war nicht am Coronavirus erkrankt und hat auch keinen solchen Erkrankten im engeren Umfeld. Nur 1 Prozent hingegen hat sich mit dem Virus infiziert, bei 4 Prozent gab es Fälle im eigenen Umfeld. Nicht zu wissen, ob eine Erkrankung vorlag, geben 2 Prozent an.

Auffällig ist, dass insbesondere die jüngsten Befragten zwischen 18 und 29 Jahren Personen im eigenen Umfeld kennen, die am Coronavirus erkrankt waren. Auf 12 Prozent trifft dies zu. Ältere Befragte geben auch deutlich häufiger an als jüngere, weder selbst am Virus erkrankt zu sein noch Erkrankte im engeren Umfeld zu kennen.

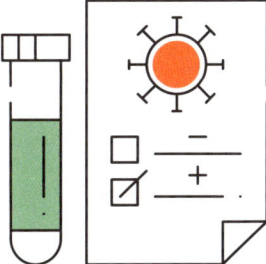

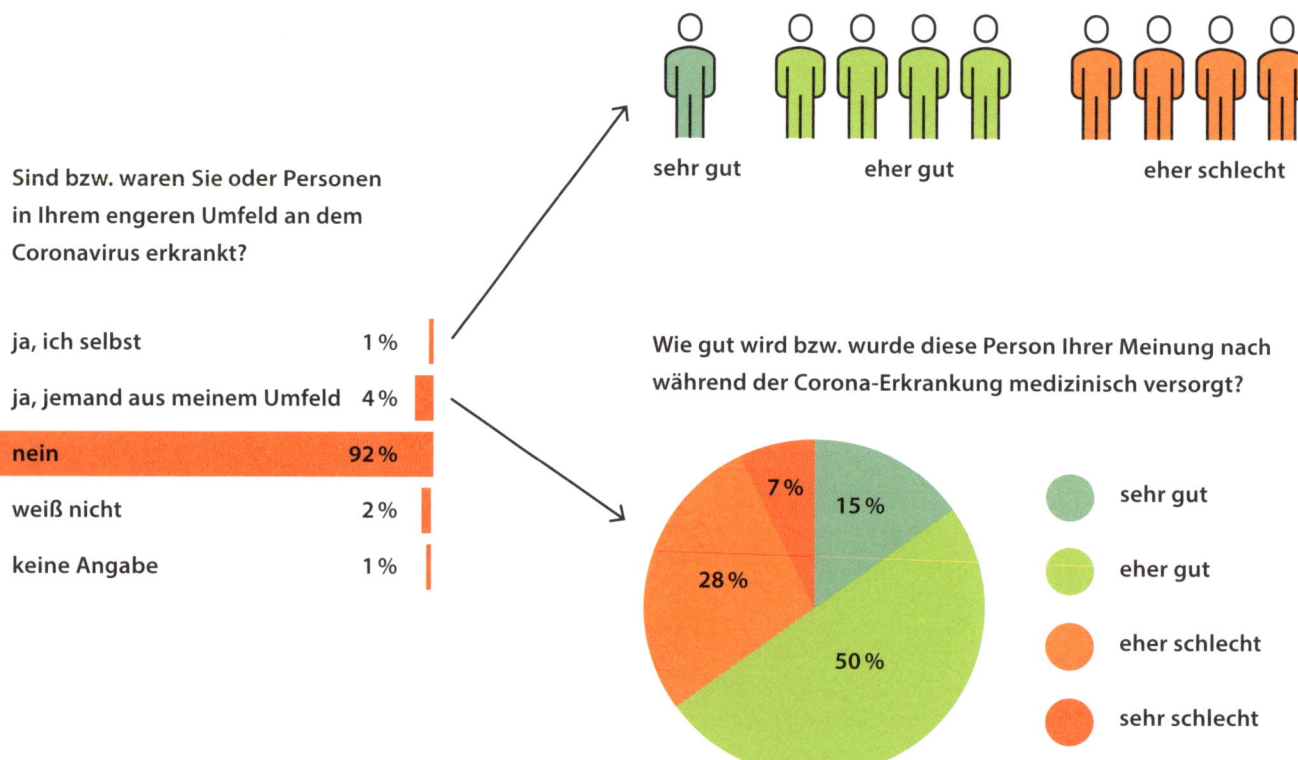

Wie gut fühlen bzw. fühlten Sie sich während Ihrer Corona-Erkrankung medizinisch versorgt?

sehr gut   eher gut   eher schlecht

Sind bzw. waren Sie oder Personen in Ihrem engeren Umfeld an dem Coronavirus erkrankt?

ja, ich selbst   1 %

ja, jemand aus meinem Umfeld   4 %

nein   92 %

weiß nicht   2 %

keine Angabe   1 %

Wie gut wird bzw. wurde diese Person Ihrer Meinung nach während der Corona-Erkrankung medizinisch versorgt?

15 %
50 %
28 %
7 %

sehr gut

eher gut

eher schlecht

sehr schlecht

Wie gut fühlen bzw. fühlten Sie sich während Ihrer Corona-Erkrankung medizinisch versorgt?

Insgesamt fühlten sich die erkrankten Thüringer (n = 9)[4*] in annähernd gleichen Teilen gut und schlecht versorgt. Eine Person fühlte sich sehr gut medizinisch versorgt, vier fühlten sich eher gut versorgt. Weitere vier Personen fühlten sich eher schlecht versorgt. Niemand hingegen musste sich über sehr schlechte Betreuung beschweren.

———————————

4* „n" bezeichnet die Anzahl der Befragten.

Wie gut wird bzw. wurde diese Person Ihrer Meinung nach während der Corona-Erkrankung medizinisch versorgt?

Auch Thüringer, in deren engerem Umfeld jemand erkrankt war (n = 40), hatten wenig Anlass zur Klage über die medizinische Versorgung. Die deutliche Mehrheit von 65 Prozent vergibt für die Versorgung dieser erkrankten Personen das Prädikat sehr gut oder eher gut, nur 35 Prozent bewerten dies mit eher schlecht oder sogar sehr schlecht. Die wenigsten bewerten die Versorgung sehr gut (15 %) oder sehr schlecht (7 %).

Frauen beurteilen die Versorgung insgesamt etwas besser als Männer. Beachtenswert ist außerdem, dass Landbewohner deutlich zufriedener sind mit der Versorgung ihrer Bekannten während der Corona-Erkrankung, als Städter dies sind.

Wie einsam haben Sie sich vor den allgemeinen coronabedingten Einschränkungen gefühlt?

Das Thema Einsamkeit wurde in der Corona-Krise oft angesprochen und ist auch ein starker Gesundheitsfaktor. Dieser Aspekt wurde in der Befragung näher beleuchtet.

Die deutliche, relative Mehrheit von 43 Prozent fühlte sich vor den allgemeinen coronabedingten Einschränkungen gar nicht einsam, 29 Prozent waren eher nicht einsam. Gemeinsam geben also 72 Prozent an, dass sie sich nicht einsam gefühlt haben. Ein Viertel hingegen war eher oder sehr von Einsamkeit betroffen (7 % sehr).

Frauen sagen dies etwas häufiger als Männer. Auch nimmt mit dem steigenden Alter der Grad der Einsamkeit ab. Während 34 Prozent der jüngsten Befragten zwischen 18 und 29 Jahren Einsamkeit vor der Corona-Krise angeben, sinkt der Anteil auf 32 bis 31 Prozent bei den 30- bis 49-Jährigen, um dann stark auf 15 bis 21 Prozent der ab 50-Jährigen abzufallen. Einsamkeit ist also eher ein Thema bei jüngeren Personen, zumindest laut Eigenangabe.

Zwei weitere Faktoren sollte man nicht außer Acht lassen: den Erwerbsstatus und den Migrationshintergrund. Schüler und Studenten sowie Erwerbslose geben merklich öfter an, sich vor den coronabedingten Einschränkungen einsam gefühlt zu haben – 10 bis 20 Prozentpunkte trennen sie von den nächsthäufigsten Nennungen. Ähnliches ist bei Befragten mit Migrationshintergrund zu beobachten: Im Vergleich zu jenen ohne Migrationshintergrund haben sie sich eher einsam gefühlt.

Haben Sie sich während der allgemeinen coronabedingten Einschränkungen eher mehr oder weniger einsam als vorher gefühlt?

Während der allgemeinen coronabedingten Einschränkungen hat sich die Mehrheit von 57 Prozent weder mehr noch weniger einsam als vorher gefühlt. 29 Prozent jedoch geben an, viel oder etwas einsamer gewesen zu sein (11 % viel). Nur 9 Prozent haben sich etwas oder viel weniger einsam gefühlt. Zum vorherigen Zustand haben beide Geschlechter mehrheitlich keine Veränderung verspürt, wenn aber eine solche Veränderung eintrat, waren es vor allem Frauen, die sich einsamer fühlten.

Genauso wie bei der Einsamkeit vor Corona sind die jüngeren Befragten stärker betroffen als die älteren. Der Anteil sinkt von 39 Prozent der 18- bis 29-Jährigen, die sich einsamer gefühlt haben, kontinuierlich auf 21 Prozent der 50- bis 59-Jährigen, um dann wieder leicht auf 25 Prozent bei den ab 60-Jährigen zu steigen. Während bei den 18- bis 29-Jährigen die Anteile derer, die sich einsamer fühlten bzw. sich weder einsamer noch weniger einsam gefühlt haben, fast gleich hoch sind (39 zu 42 %), überwiegt bei den anderen Gruppen jeweils klar der Anteil von „weder noch".

Daneben scheinen die Wohnumgebung und der Erwerbsstatus eine entscheidende Rolle zu spielen. Auf dem Land fühlten sich mehr Menschen einsamer als in der Stadt. Des Weiteren waren wiederum Erwerbslose und Schüler sowie Studenten vermehrt von Einsamkeit betroffen. Unter der letztgenannten Gruppe fühlte sich sogar jeder Zweite einsamer als vor den coronabedingten Einschränkungen – die auffallende Mehrheit.

Für diejenigen, die also schon vor der Corona-Zeit einsam waren, verschärfte tendenziell die Corona-Krise diesen Umstand.

Wie einsam haben Sie sich vor den allgemeinen coronabedingten Einschränkungen gefühlt?

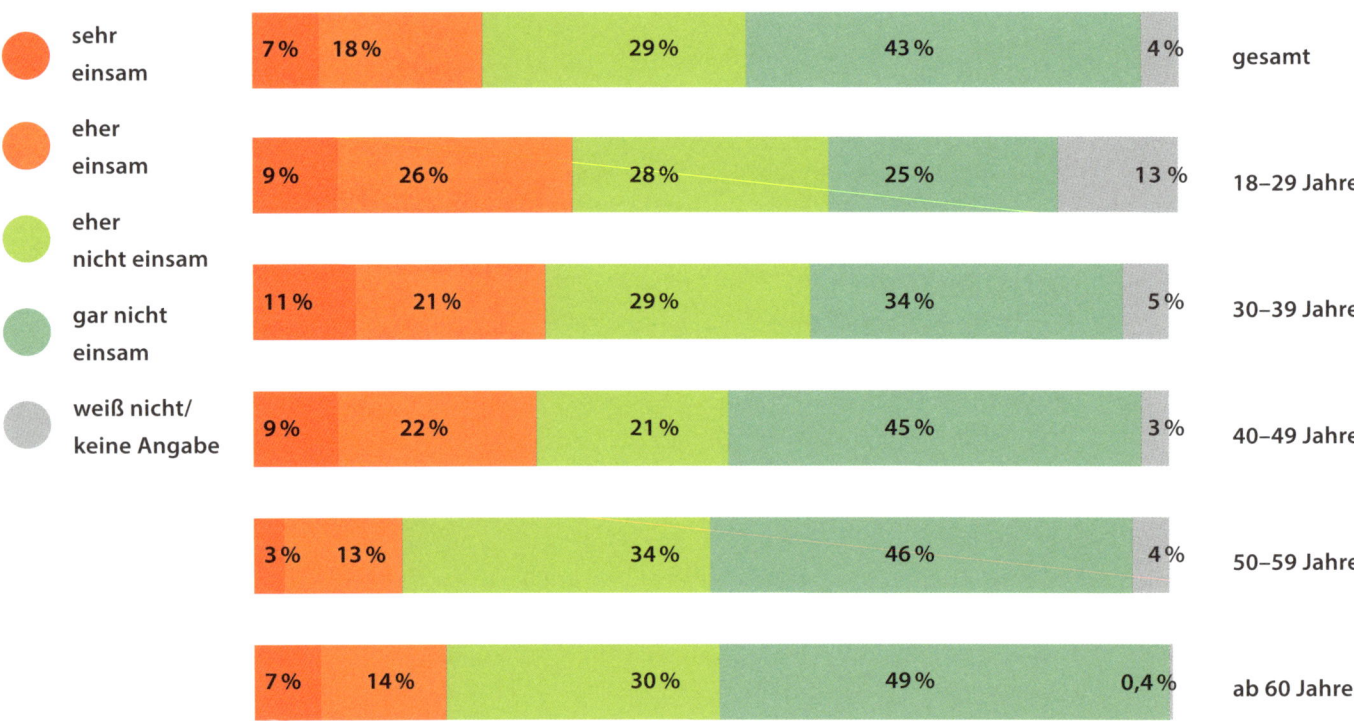

sehr einsam		
eher einsam		
eher nicht einsam		
gar nicht einsam		
weiß nicht/ keine Angabe		

	sehr einsam	eher einsam	eher nicht einsam	gar nicht einsam	weiß nicht/keine Angabe	
gesamt	7 %	18 %	29 %	43 %	4 %	
18–29 Jahre	9 %	26 %	28 %	25 %	13 %	
30–39 Jahre	11 %	21 %	29 %	34 %	5 %	
40–49 Jahre	9 %	22 %	21 %	45 %	3 %	
50–59 Jahre	3 %	13 %	34 %	46 %	4 %	
ab 60 Jahre	7 %	14 %	30 %	49 %	0,4 %	

Haben Sie sich während der allgemeinen coronabedingten Einschränkungen eher mehr oder weniger einsam als vorher gefühlt?

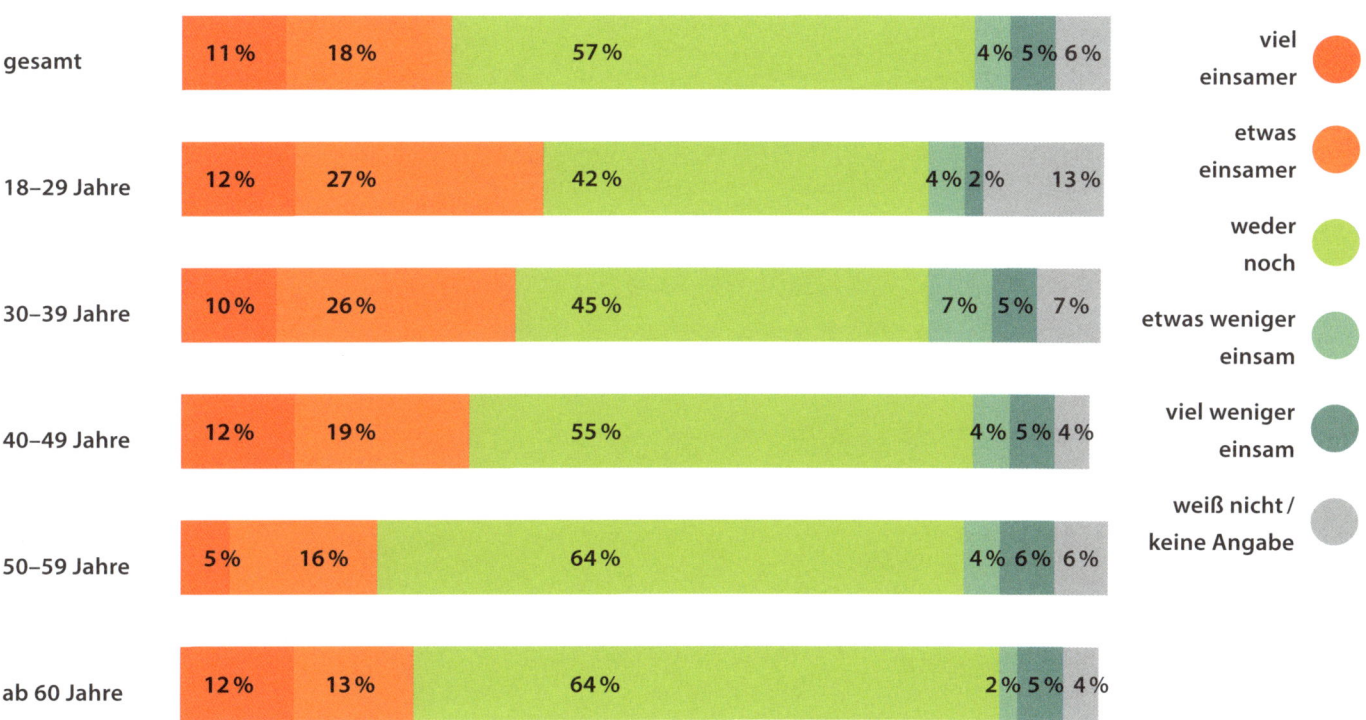

	viel einsamer	etwas einsamer	weder noch	etwas weniger einsam	viel weniger einsam	weiß nicht / keine Angabe
gesamt	11 %	18 %	57 %	4 %	5 %	6 %
18–29 Jahre	12 %	27 %	42 %	4 %	2 %	13 %
30–39 Jahre	10 %	26 %	45 %	7 %	5 %	7 %
40–49 Jahre	12 %	19 %	55 %	4 %	5 %	4 %
50–59 Jahre	5 %	16 %	64 %	4 %	6 %	6 %
ab 60 Jahre	12 %	13 %	64 %	2 %	5 %	4 %

Sind bzw. waren Sie selbst oder Personen in Ihrem engeren Umfeld aufgrund der Corona-Krise (verstärkt) von häuslicher Gewalt betroffen?

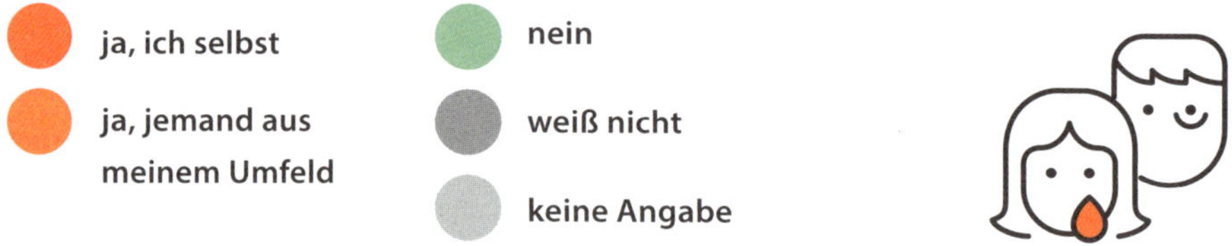

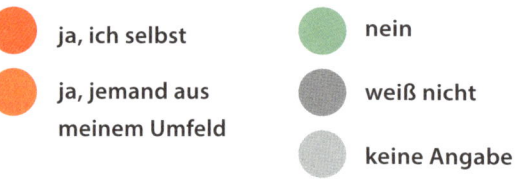

ja, ich selbst

ja, jemand aus meinem Umfeld

nein

weiß nicht

keine Angabe

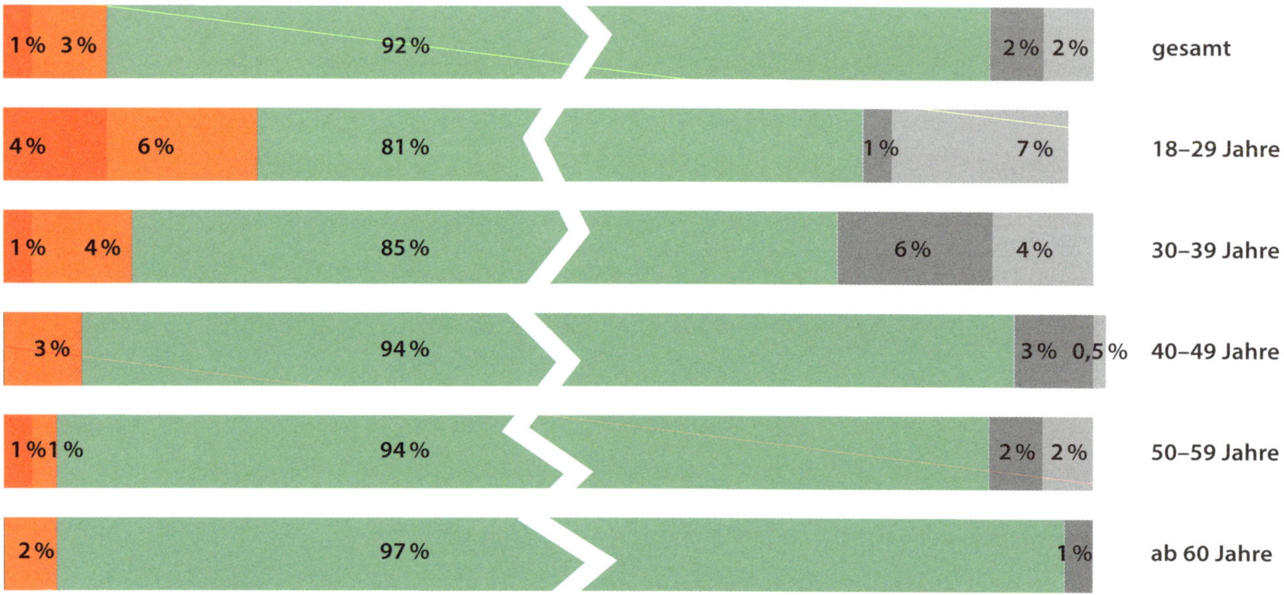

			gesamt
1% 3%	92%	2% 2%	

| 4% 6% | 81% | 1% 7% | 18–29 Jahre |

| 1% 4% | 85% | 6% 4% | 30–39 Jahre |

| 3% | 94% | 3% 0,5% | 40–49 Jahre |

| 1% 1% | 94% | 2% 2% | 50–59 Jahre |

| 2% | 97% | 1% | ab 60 Jahre |

Sind bzw. waren Sie selbst oder Personen in Ihrem engeren Umfeld aufgrund der Corona-Krise (verstärkt) von häuslicher Gewalt betroffen?

Neben der Einsamkeit ist auch häusliche Gewalt während der Corona-Zeit ein Thema gewesen. Die Antwort auf die sicherlich heikle Frage ist mit Vorsicht zu genießen, da man einen solchen Umstand nicht so einfach zugibt, dennoch sind die Ergebnisse interessant.

Mit 92 Prozent kann die klare Mehrheit in Thüringen sagen, dass weder sie selbst noch jemand aus dem engeren Umfeld während der Corona-Krise (verstärkt) von häuslicher Gewalt betroffen war. 3 Prozent kennen allerdings jemanden aus dem eigenen Umfeld, 1 Prozent musste selbst diese Erfahrung machen.

Während man vor allem einen Geschlechtereffekt vermuten würde, ist dieser nicht extrem stark ausgeprägt. Vielmehr ist ein Alterseffekt zu erkennen: Insbesondere die Jüngsten zwischen 18 und 29 Jahren sind es, die entweder selbst während der Corona-Epi-demie unter häuslicher Gewalt leiden (4 %) oder eine Person in ihrem Bekanntenkreis haben, auf die dies zutrifft (6 %). Diese Anteile liegen bei den anderen Altersgruppen zwischen 0 und 1 Prozent bzw. zwischen 1 und 4 Prozent.

Es ergibt sich auch der Umstand, dass insbesondere Befragte, die sich selbst der Oberschicht zurechnen, selbst von häuslicher Gewalt betroffen sind und auch mehr Personen in ihrem engeren Umfeld haben, die damit konfrontiert sind.

Schlussendlich sind auch diesbezüglich Unterschiede zwischen Thüringern mit und ohne Migrationshintergrund erkennbar. Diejenigen mit einem solchen haben um ein Vielfaches häufiger am eigenen Leib oder im engeren Umfeld (verstärkt) häusliche Gewalt im Zusammenhang mit der Corona-Krise erfahren.

Sind Ihnen Angebote von Nachbarschaftshilfe
in Corona-Zeiten (z. B. Einkaufsdienste)
bekannt bzw. haben Sie solche genutzt?

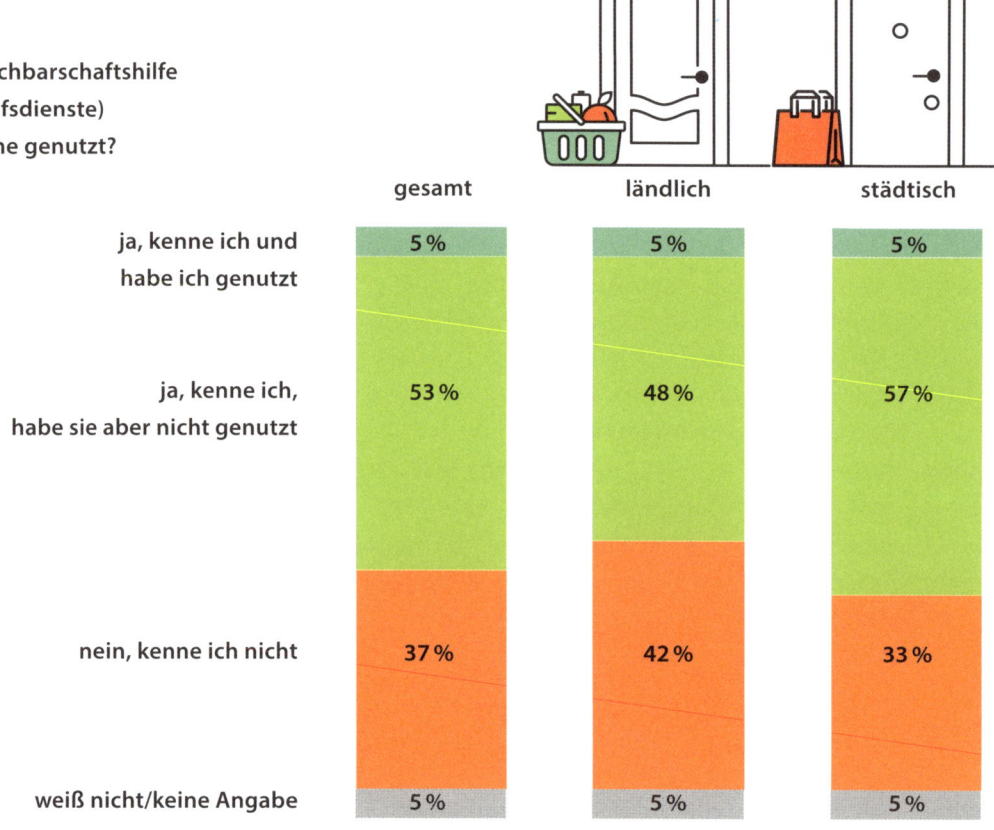

	gesamt	ländlich	städtisch
ja, kenne ich und habe ich genutzt	5 %	5 %	5 %
ja, kenne ich, habe sie aber nicht genutzt	53 %	48 %	57 %
nein, kenne ich nicht	37 %	42 %	33 %
weiß nicht/keine Angabe	5 %	5 %	5 %

Sind Ihnen Angebote von Nachbarschaftshilfen in Corona-Zeiten (z. B. Einkaufsdienste) bekannt bzw. haben Sie solche genutzt?

Angebote zur Nachbarschaftshilfe in Corona-Zeiten erfreuen sich großer Bekanntheit: Mehr als die Hälfte der Thüringer (53 %) kennt solche Angebote – ohne sie allerdings selbst genutzt zu haben. Nur 5 Prozent haben dies getan, 37 Prozent kennen solche Angebote nicht. Unter den Frauen ist der Bekanntheitsgrad sogar noch etwas höher, Männer hingegen kennen umso häufiger keine Corona-Nachbarschaftsdienste. Das Alter spielt hier kaum eine Rolle.

Während städtisch und ländlich Wohnende ähnlich häufig Angebote von Nachbarschaftshilfe in der Corona-Zeit genutzt haben (je 5 %), ist deren Bekanntheit auf dem Land geringer. 48 Prozent der Ländler geben an, welche zu kennen, sie aber nicht genutzt zu haben, und 42 Prozent geben an, dass sie keine solchen Angebote kennen. Die Städter hingegen geben zu 57 Prozent an, dass sie Nachbarschaftshilfsangebote kennen, und 33 Prozent kennen keine solchen Angebote.

Ein weiterer Aspekt sticht bei der genaueren Untersuchung besonders hervor: Es sind vor allem Verwitwete, die in Corona-Zeiten Nachbarschaftshilfe in Anspruch nehmen. Während unter den anderen Gruppen lediglich 1 bis 6 Prozent solche Dienste nutzen, beträgt der Anteil unter den verwitweten Thüringern ganze 12 Prozent.

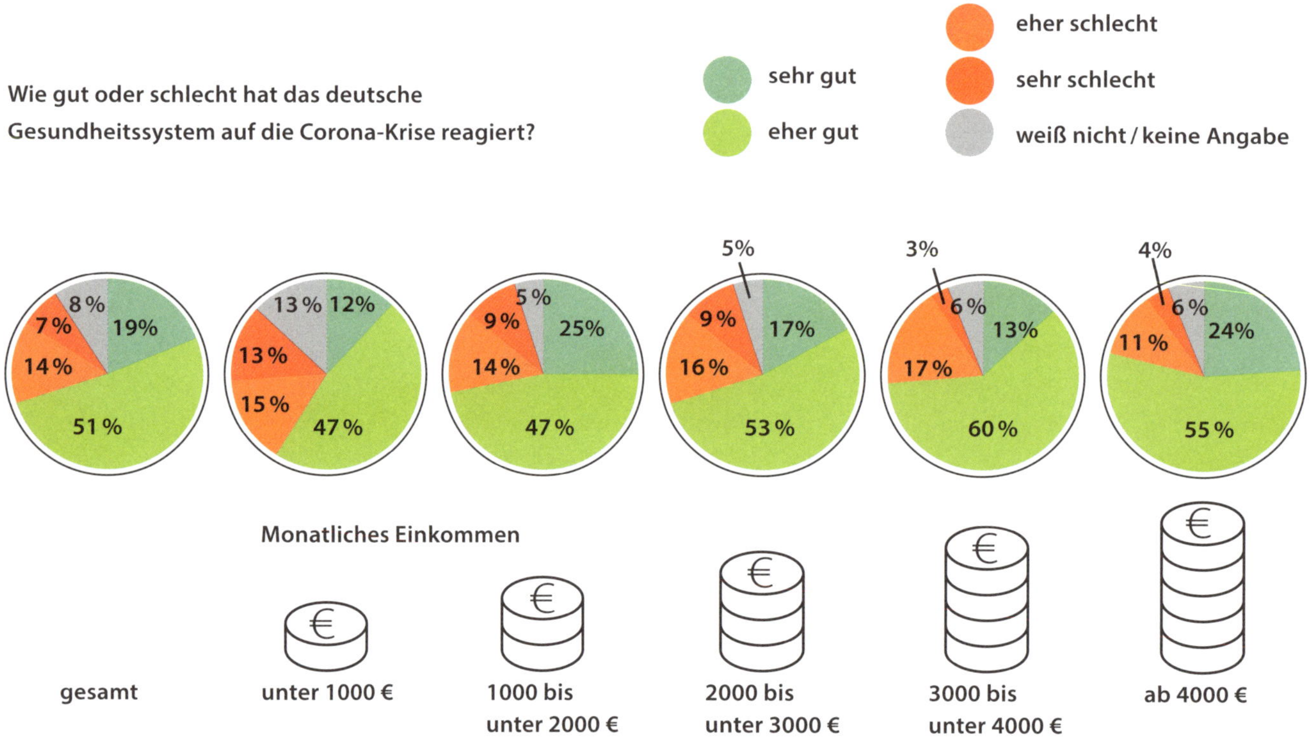

Wie gut oder schlecht hat das deutsche
Gesundheitssystem auf die Corona-Krise reagiert?

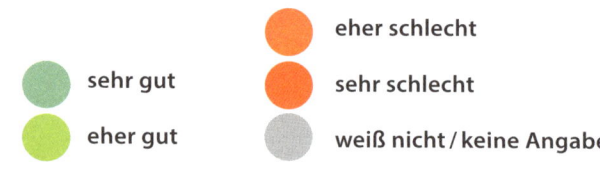

sehr gut

eher gut

eher schlecht

sehr schlecht

weiß nicht / keine Angabe

gesamt		
8 %	19 %	
7 %		
14 %		
51 %		

8 %
19 %
7 %
14 %
51 %

13 % 12 %
13 %
15 %
47 %

5 %
9 %
25 %
14 %
47 %

5 %
9 %
17 %
16 %
53 %

3 %
6 %
17 %
13 %
60 %

4 %
11 %
6 %
24 %
55 %

Monatliches Einkommen

gesamt

unter 1000 €

1000 bis
unter 2000 €

2000 bis
unter 3000 €

3000 bis
unter 4000 €

ab 4000 €

Wie gut oder schlecht hat das deutsche Gesundheitssystem auf die Corona-Krise reagiert?

Die absolute Mehrheit von 70 Prozent der Thüringer sagt, dass das deutsche Gesundheitssystem sehr gut oder eher gut auf die Corona-Krise reagiert hat. 19 Prozent attestieren eine sehr gute Reaktion. 21 Prozent sind gegenteiliger Ansicht (7 % sehr schlecht).

Je älter die Befragten sind, desto ausgeprägter ist die Bewertung der Reaktion als gut. Aber selbst unter den jüngsten Thüringern findet sich immer noch eine große Mehrheit, die diese positive Beurteilung unterstützt.

Mit der Höhe des monatlichen Haushaltsnettoeinkommens steigen die Anteile derer, die die Reaktion des deutschen Gesundheitssystems auf die Corona-Krise als positiv wahrnehmen. Während 60 Prozent der Befragten mit einem Einkommen von unter 1000 Euro angeben, dass das deutsche Gesundheitssystem gut reagiert hat („Weiß nicht"-Anteil von 13 %), geben dies 70 bis 74 Prozent der Befragten mit einem Einkommen von 1000 bis weniger als 4000 Euro an und 79 Prozent derer in der höchsten Einkommensgruppe („Weiß nicht"-Anteile von 5 bis 6 %). Dies spiegelt sich auch in den Unterschieden nach sozioökonomischem Status wider. Diejenigen, die sich selbst in der Oberschicht verorten, finden am häufigsten, dass das deutsche Gesundheitssystem in Corona-Zeiten gut reagiert hat. Weniger Personen teilen diese Einschätzung in der Mittelschicht, und am seltensten können Angehörige der Unterschicht ein positives Urteil fällen.

Außerdem stellte sich heraus, dass mit wachsender Haushaltsgröße die Zufriedenheit mit dem Agieren des deutschen Gesundheitssystems während der Epidemie merklich nachlässt. Und Thüringer mit Migrationshintergrund können etwas seltener eine positive Bewertung angeben als solche ohne Migrationshintergrund.

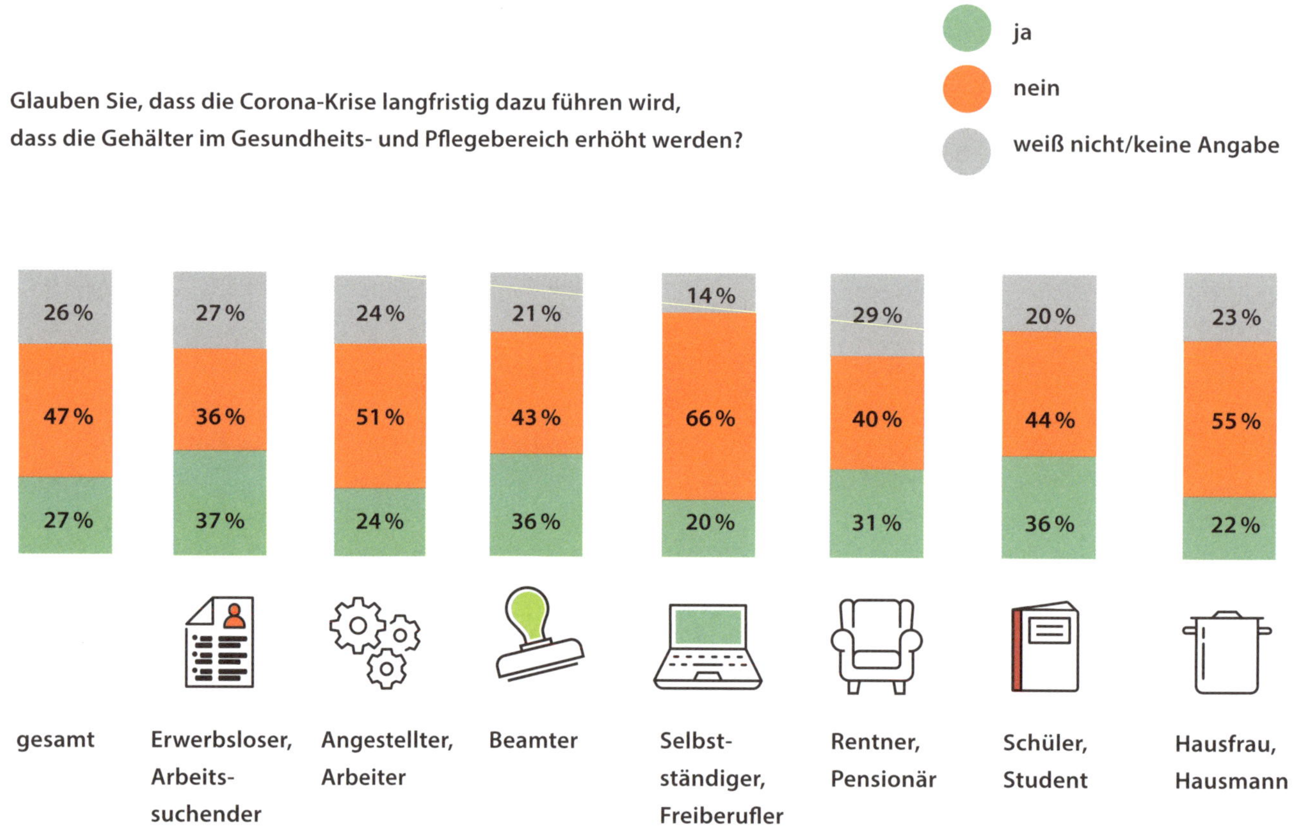

Glauben Sie, dass die Corona-Krise langfristig dazu führen wird,
dass die Gehälter im Gesundheits- und Pflegebereich erhöht werden?

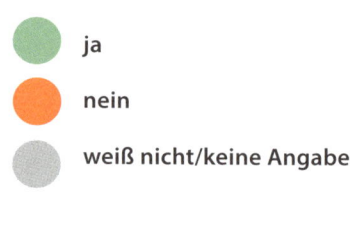

ja

nein

weiß nicht/keine Angabe

	gesamt	Erwerbsloser, Arbeitssuchender	Angestellter, Arbeiter	Beamter	Selbstständiger, Freiberufler	Rentner, Pensionär	Schüler, Student	Hausfrau, Hausmann
weiß nicht/keine Angabe	26 %	27 %	24 %	21 %	14 %	29 %	20 %	23 %
nein	47 %	36 %	51 %	43 %	66 %	40 %	44 %	55 %
ja	27 %	37 %	24 %	36 %	20 %	31 %	36 %	22 %

Glauben Sie, dass die Corona-Krise langfristig dazu führen wird, dass die Gehälter im Gesundheits- und Pflegebereich erhöht werden?

Insgesamt gehen 48 Prozent der Thüringer davon aus, dass sich aufgrund der Corona-Krise langfristig nichts an der Höhe der Gehälter im Gesundheits- und Pflegebereich ändern wird. Optimistischer in dieser Hinsicht sind 27 Prozent. 24 Prozent geben an, nicht zu wissen, ob sich hier etwas bei den Gehältern tut.

Erwähnenswert ist vor allem die Differenzierung nach Erwerbstatus. Einzig bei den Erwerbslosen halten sich die Anteile derer, die an eine Erhöhung der Gehälter aufgrund der Epidemie glauben, und derjenigen, die dies nicht tun, die Waage (37 zu 36 %). In allen anderen Gruppen überwiegt deutlich die negative Haltung.

Diejenigen, die sich der Unterschicht zuordnen, sind im Vergleich zu denen der Ober- und Mittelschicht etwas pessimistischer in Bezug auf eine Gehaltserhöhung für Arbeiter im Gesundheitsbereich. Ober- und Mittelschicht zeigen hier ähnliche Anteile.

Von welchen dieser möglichen Ereignisse sind oder waren Sie selbst coronabedingt betroffen?

Coronabedingt betroffen sind die thüringischen Einwohner, unabhängig von eigener Erkrankung oder einer Erkrankung im Umfeld, vor allem vom Ausfall eines geplanten Urlaubs, sowohl im Aus- als auch im Inland (22 und 18 %). Von Einkommenseinbußen waren bzw. sind 17 Prozent betroffen, Kurzarbeit betrifft bzw. betraf 15 Prozent. Die Betreuung der eigenen Kinder war für 11 Prozent ein besonderes Thema. Jobverlust kam auf 3 Prozent zu, und genauso selten sind verzögerte Zahlung bzw. Stundung von Raten etwa für Kredite oder Mieten (3 und 2 %). Die meisten Befragten geben aber an, von nichts davon betroffen gewesen zu sein (37 %).

Es fällt ins Auge, dass Frauen etwas öfter geplante Urlaube nicht durchführen konnten und eigene Kinder zu betreuen hatten, Männer hingegen häufiger von Kurzarbeit betroffen sind. Je jünger die Befragten sind,

Von welchen dieser möglichen Ereignisse sind oder waren Sie selbst coronabedingt betroffen?

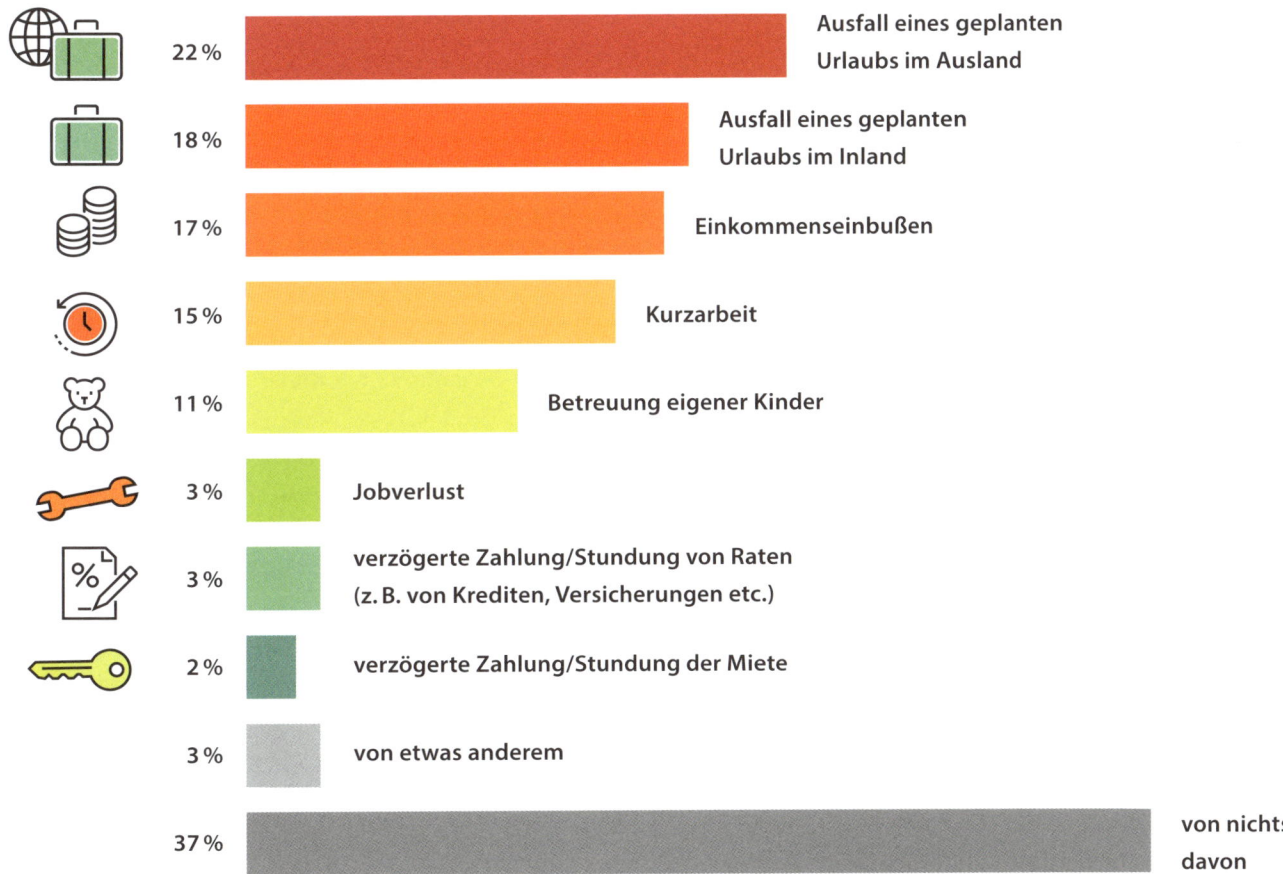

22 % Ausfall eines geplanten Urlaubs im Ausland

18 % Ausfall eines geplanten Urlaubs im Inland

17 % Einkommenseinbußen

15 % Kurzarbeit

11 % Betreuung eigener Kinder

3 % Jobverlust

3 % verzögerte Zahlung/Stundung von Raten (z. B. von Krediten, Versicherungen etc.)

2 % verzögerte Zahlung/Stundung der Miete

3 % von etwas anderem

37 % von nichts davon

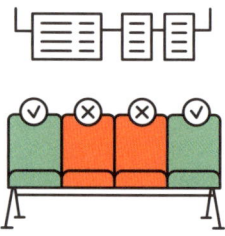

desto häufiger sind sie auch von coronabedingten Einschränkungen betroffen. Während 50 Prozent der ab 60-Jährigen angeben, dass nichts davon auf sie zutrifft, sinkt der Anteil auf 43 Prozent der 50- bis 59-Jährigen, weiter auf 28 Prozent der 40- bis 49-Jährigen, auf 23 Prozent der 30- bis 39-Jährigen und auf 18 Prozent der 18- bis 29-Jährigen. Während Thüringer ab 40 Jahren mehrheitlich mit keinem der genannten Ereignisse konfrontiert sind, sieht dies bei den jüngeren anders aus: 18- bis 29-Jährige konnten am häufigsten ihren Urlaub im Ausland nicht antreten, und 30- bis 39-Jährige müssen zuvorderst eine coronabedingte Betreuung ihrer Kinder organisieren.

Interessant ist auch, dass Befragte aus dem ländlichen Raum etwas seltener angeben als solche aus Städten, dass sie den Ausfall eines Urlaubs oder Einkommenseinbußen hinnehmen müssen und auch insgesamt häufiger keines der angesprochenen coronabedingten Begebnisse bei ihnen eingetreten ist (43 zu 34 %).

Zuletzt lohnt wieder ein Blick auf Befragte mit und ohne Migrationshintergrund: Diejenigen mit einem solchen haben öfter mit Kurzarbeit, Jobverlust, der coronabedingten Betreuung ihrer Kinder und Verzögerungen bei der Zahlung ihrer Miete zu kämpfen, für jene ohne Migrationshintergrund stehen der Ausfall eines geplanten Urlaubs und Einkommenseinbußen im Vordergrund – sofern überhaupt eines der genannten Erlebnisse für sie relevant ist (22 zu 39 %).

Neustadt und das Rätsel der Antikörper

Wie sich ein kleiner Ort in Thüringen vom Corona-Hotspot zum weltweit beachteten Forschungsfeld entwickelt

Von Hanno Müller

Ob Wirtschaft, Kultur, Gesundheit oder Alltag – 2020 geht als das Jahr der Corona-Pandemie in die Geschichte ein. Öffentliches und kulturelles Leben standen still, Krankenhäuser und Praxen arbeiten im Ausnahmezustand. In diesem Jahrbuch beschreiben die befragten Thüringer Auswirkungen, die das Virus Sars-CoV-2 auf ihren Alltag hat.

Ein Ort in Thüringen rückt seit dem Frühjahr ganz besonders in den Fokus. Es war nicht das beste Bild, das Neustadt am Rennsteig im Frühjahr 2020 dabei zunächst abgab. Das neue Coronavirus hatte auch Thüringen erreicht. In dem Erholungsort im Thüringer Wald, einem Ortsteil der Landgemeinde Stadt Großbreitenbach im Ilm-Kreis, summierten sich die Infektionszahlen Mitte März besonders schnell. Von zunächst neun im Kreis Ilmenau Infizierten kamen sechs aus Neustadt. Zwei der Betroffenen lagen bereits im Krankenhaus. Einer von ihnen ein knapp 60-Jähriger, der so schwer erkrankte, dass er in einer Suhler Klinik beatmet werden musste und später starb. Zudem hatte das Gesundheitsamt mindestens 70 Kontaktpersonen eines Infizierten ermittelt. Die Landrätin zog die Notbremse. Verhängte am 22. März eine zweiwöchi-ge Quarantäne für alle 900 Einwohner, dabei auch 13 Kinder und fünf Erzieherinnen in einem Kinderheim. Als erster Ort in Deutschland überhaupt wurde das Städtchen komplett abgeriegelt. Die Einwohner erfuhren die drastische Maßnahme über Lautsprecherdurchsagen. Straßensperren der Polizei kontrollierten die Ortseingänge. Die Versorgung der Bevölkerung mit Lebensmitteln und Medikamenten lag in den Händen eines Krisenstabes.

Eigentlich hätte damit niemand aus Neustadt heraus oder nach Neustadt hinein gelangen dürfen. Regulär blieb es untersagt, das Haus zu verlassen. Unerlässliche Versorgungsgänge waren auf kürzestem Weg und unter strengen hygienischen Auflagen zu erledigen. Erlaubt waren auch sie nur bei absoluter Symptomfreiheit. Fremde oder Besucher mussten draußen bleiben. Ausnahmen galten lediglich für Pflege- und Rettungsdienste, Polizei und Feuerwehr. Im Ort bewegten sie sich unter Vollschutz. Mitglieder der Neustädter Wehr verteilten Medikamente, Briefe und Post. Die Zahl der Infizierten stieg bis zum Ende der Quarantäne weiter.

Doch nicht alle Neustädter hielten sich an die Einschränkungen. Schlagzeilen über Spaziergänge im

Wald oder Schleichwege, auf denen sich manche an den Absperrungen vorbeimogelten, sorgten überregional für Aufsehen. Die Landrätin unterstrich den Ernst der Lage. Sprach von Straftaten. Horrende Geldbußen wurden festgesetzt und nun auch die Schleichwege kontrolliert. Ortsübergreifend für Unverständnis und Empörung lösten Anfang April auch Straßenpartys aus, mit denen einige das Ende der Quarantäne feierten.

Neustädter mogelten sich durch die Absperrungen

Wenige Wochen später herrscht eine ganz andere Stimmung. Politik und Wissenschaft lobten die Bereitschaft der Neustädter, bei der Erforschung und Bekämpfung des Virus mitzuwirken. Hintergrund war die groß angelegte Studie eines interdisziplinären Forscherteams der Universität Jena. Mit im Boot der ortsansässige Hausarzt und die TU Ilmenau. Genehmigt und mit einer sechsstelligen Summe finanziert vom Land. Die Untersuchung soll fundierte Erkenntnisse über das Infektionsgeschehen liefern. Zum Auftakt im Mai reiste mit dem zehnköpfigen Studienteam auch Politprominenz von Land, Kreis und Kommune nach Neustadt. Man erwarte einen nachhaltigen Beitrag zur Forschungsdebatte über Covid-19, sagte Thüringens Wirtschaftsminister. Die Landrätin beschrieb Bedingungen „wie in einem Labor". 700 Neustädter, unter ihnen auch viele Kinder, machten schließlich mit. Für die Forscher um Teamleiter Mathias Pletz, Direktor des Instituts für Infektionsmedizin und Krankenhaushygiene am Uniklinikum, eine Art Hauptgewinn. Entsprechend euphorisch bedankten sie sich bei den Menschen vor Ort.

Es war zu diesem Zeitpunkt nicht die erste Studie. Zuvor waren bereits an der Universität in Bonn mit Probanden aus dem nordrhein-westfälischen Landkreis Heinsberg, einem anderen frühen Corona-Hotspot, Berechnungen zu möglichen Dunkelziffern bei den Infizierten angestellt worden. Die Neustadt-Studie soll darüber hinaus entscheidende Fortschritte für das Verstehen der Pandemie bringen. Tatsächlich geht es um nicht weniger als die Frage, ob und wie lange Menschen nach einer Infektion mit dem Sars-CoV-2-Virus immun gegen künftige Covid-19-Erkrankungen sind. Weltweit wartet man dazu auf Antworten. Während der Quarantäne waren in dem Rennsteig-Ort fast alle Neustädter schon einmal getestet worden. Bis zum Mai kamen 49 Corona-Infektionen zusammen. Die Zahl der im Zusammenhang mit dem Virus Verstorbenen stieg auf zwei.

Erstmals wird ein gesamter Ort untersucht

Neben den medizinischen spielen soziale Aspekte eine Rolle. Anders als bei der Heinsberg-Studie, für die man eine kleinere Kohorte auswählte, stellt sich in Thüringen erstmals ein gesamter Ort der Wissenschaft zur Verfügung. Mit Menschen aus allen Alters- und sozialen Schichten. Menschen mit und ohne Vorerkrankungen sowie aus Familien- oder Singlehaushalten. Herausfinden wollen die Experten auch, ob es nicht bemerkte asymptomatische Infektionen gab. Die Einzigartigkeit der Situation könne derart wertvolle Erkenntnisse liefern, dass man die Chance dafür nicht ungenutzt lassen sollte, hieß es aus dem Forscherteam.

Vier Tage lang entnahmen die Forscher den Neustädtern Blut- und Speichelproben. Befragten sie über Einzelheiten zu Infektionssymptomatik und Quarantäne. Seitdem laufen die Auswertungen. Rachenabstriche und Mundspülwasser geben Aufschluss, ob das Virus noch aktiv ist. Im Blut der Beteiligten wird nach Antikörpern und – das ist neu und bisher einmalig – nach Abwehrzellen gesucht. Beteiligt sind Infektionsmediziner, Klinikchemiker, Mikrobiologen und Immunologen. Der gescholtene Corona-Hotspot vom Frühjahr wird zum interessanten Forschungsfeld. Auf die Resultate richten sich weit über Region und Landesgrenzen hinaus viele aufmerksame Blicke. Schon früh meldete auch die Weltgesundheitsorganisation WHO Interesse daran an.

Zu Recht, wie sich zeigt. Erste Ergebnisse belegten zunächst, dass das Virus nicht mehr in Neustadt zirkuliert. Darüber hinaus ist, was die Forscher nach und nach herausfinden, überraschend und rätselhaft. Nicht nur, dass die Hälfte der noch vor sechs Wochen Infizierten keine Antikörpertiter (Titer: Menge bestimmter Antikörper im Blut) aufwiesen, obwohl man mit sechs verschiedenen Tests danach suchte. Es gab auch Menschen, bei denen Antikörper entdeckt wurden, obwohl keine Infektionen bemerkt oder nachgewiesen wurden. Für das Team um Mathias Pletz wirft das Fragen auf.

„Offenbar kann man auch bei einem negativen Antikörpertest nicht wirklich ausschließen, dass es vorher eine Covid-Infektion gab. Auch wissen wir bislang nicht, ob die fehlende Bildung von Antikörpern nach einer Covid-Infektion mit dem Fehlen einer Immunität gleichgesetzt werden kann", schlussfolgerte der Jenaer Chef-Infektiologe. Erkenntnisse, denen sich auch die Politik stellen muss bei ihren Maßnahmen gegen die Ausbreitung des Virus – möglicherweise selbst dann noch, wenn es bereits Impfstoffe geben sollte.

Spannende Suche nach lernenden Abwehrzellen

Und noch etwas macht die Neustadt-Studie spektakulär. Das Immunsystem ist hochkomplex und besteht bei Weitem nicht nur aus Antikörpern. Unter anderem bedient es sich einer Waffe, die in bisherigen Corona-Untersuchungen kaum Beachtung fand: Abwehrzellen. Das sind unspezifische Wächter, die jedoch lernen und so ein Gedächtnis für die Situation, etwa einen Virusangriff, entwickeln. Um beim nächsten Mal schneller eingreifen zu können. Um ihre Rolle im Immunsystem zu verstehen, wird bei den Studienteilnehmern, die trotz Infektion keine Antikörper gebildet haben, zusätzlich nach diesen Zellen gesucht. Es sind langwierige Analysen, die im Spätsommer noch andauern. Verantwortlich ist das Jenaer Institut für Immunologie. Am Ende könnte das Warten mit Wissen belohnt werden, welches das Coronavirus weniger tückisch und unberechenbar macht.

Über mangelnde internationale Aufmerksamkeit können sich Wissenschafter der Neustadt-Studie schon jetzt nicht beklagen. Seit sie ihre Ergebnisse im Internet für den wissenschaftlichen Diskurs freigegeben haben, werden Für und Wider ausgiebig diskutiert und interpretiert. Auch für die Neustädter Bürger ist das Thema noch nicht beendet. Ein zweiter Aufenthalt des Teams um Mathias Pletz ist für den Herbst 2020 geplant. Für weitere spannende Untersuchungen rund um Corona und den einstigen Infektions-Hotspot.

Impressum

Bibliografische Information der Deutschen Nationalbibliothek
Die Deutsche Nationalbibliothek verzeichnet diese Publikation in der Deutschen Nationalbibliografie;
detaillierte bibliografische Daten sind im Internet über http://portal.dnb.de abrufbar.

Herausgeber	Mediengruppe Thüringen Verlag GmbH
	(zukünftig firmierend unter FUNKE Thüringen Verlag GmbH)
Autoren	Hermann Binkert, Staatssekretär a. D., Geschäftsführer INSA-CONSULERE GmbH
	Hanno Müller, Reporter Mediengruppe Thüringen
Projektleitung	Mediengruppe Thüringen Verlag GmbH, Birgit Rau
Vertrieb	Klartext Verlag, Jakob Funke Medien Bet. GmbH & Co. KG, Jakob-Funke-Platz 1, 45127 Essen

1. Auflage November 2020

Satz / Gestaltung	formlabor, Hamburg
Illustrationen	formlabor unter Verwendung von Motiven von www.shutterstock.com
Druck / Bindung	Lehmann Offsetdruck und Verlag GmbH, Norderstedt

ISBN 978-3-8375-2380-5

© Mediengruppe Thüringen Verlag GmbH